Wie Gesundheit im Rechtsstaat funktioniert

Ein themenorientierter Streifzug durch die deutsche Gesetzeslandschaft

Adelheid Weßling

AF220488

Wie Gesundheit im Rechtsstaat funktioniert

Adelheid Weßling

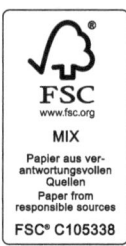

Impressum

Bibliografische Information der Deutschen Nationalbibliothek:
Die Deutsche Nationalbibliothek verzeichnet diese Publikation in der
Deutschen Nationalbibliografie; detaillierte bibliografische Daten sind im
Internet über http://dnb.dnb.de abrufbar.

© 2020 Weßling, Adelheid

Herstellung und Verlag: BoD – Books on Demand, Norderstedt

ISBN: 978-3-7519-0766-8

Inhalt

0. Vorbemerkung

Jahr für Jahr gewinnen die Sozialgesetzbücher an Umfang. Neue Paragrafen werden eingefügt, Absätze ergänzt und verschoben, manche wieder gelöscht. Und was steht drin? Mit meinem Buch wende ich mich an alle, die einen Einblick in die Grundlagen des deutschen Gesundheitssystems gewinnen wollen, ohne zu polemisieren oder Partei zu ergreifen; denn letztendlich kommt es in einem so vielschichtigen System wie dem hiesigen Gesundheitssystem auf das Zusammenspiel aller Beteiligten an, um ein gutes Ergebnis für die Gesundheit eines jeden Einzelnen als auch der Bevölkerung insgesamt zu erzielen.

Gesundheit ist ein sehr persönliches Thema und zugleich von gesellschaftlicher Bedeutung. Es bleibt nicht ohne Folgen für den sozialen Zusammenhalt und die volkswirtschaftliche Power eines Landes, wenn ein Teil der Bevölkerung plötzlich erkrankt oder gar stirbt. Epidemien wie der Ebola-Ausbruch in Westafrika 2014 und jüngst die Verbreitung des neuartigen Coronavirus über Ländergrenzen und Kontinente hinweg zeigen dies auf besonders drastische Weise. Die Dienstleistungen und Produkte rund um die Gesundheit sind daher Wirtschaftsgüter besonderer Art. Sie stehen im öffentlichen Interesse.

Die Gesundheit zu erhalten und im Krankheitsfall wieder bestmöglich herzustellen, kostet Zeit, Kraft und Geld. Manchmal gilt die Devise „weniger ist mehr", so können Fragen der Behandlung, Pflege und Begleitung zum Lebensende einer sorgsamen Abwägung bedürfen. Die Antworten sind eingebunden in ein komplexes Rechtssystem mit Leistungsansprüchen der Versicherten, Dokumentationspflichten für Behandler, Haftungsfragen sowie Abrechnungs- und Vergütungsmodalitäten, die auf die jeweiligen Kostenträger zugeschnitten sind.

Das Gesundheitssystem ist wahrscheinlich die vielfältigste Wirtschaftsbranche. Ihr gehören Praxen, Krankenhausketten und Rehakliniken sowie international tätige Wirtschaftsunternehmen, Apotheken, Verbände und Selbsthilfegruppe an. Eng ist die Verbindung zur pflegerischen Versorgung. Im weiteren Sinne kommen Ernährungs-, Sport- und Entspannungsangebote hinzu. Jede Unternehmensform ist vertreten, ob Einzelunternehmen, Partnerschaft, Kapitalgesellschaft, Verein, Stiftung, kommunaler Betrieb oder öffentlich rechtliche Körperschaft.

Die Zeiten sind vorbei, als Fragen zur Gesundheit ausschließlich als ärztliche Domäne galten. Flankierenden Organisationen haben an Einfluss auf das Versorgunggeschehen gewonnen. Gesundheitsfachkräfte emanzipieren sich. Kranke machen sich via Internet kundig. Ihre Rechte als Patienten sind verbrieft. Kundenorientierung ist zum Schlüsselbegriff geworden. Zugleich sind die Anforderungen an Qualität und Wirtschaftlichkeit der Leistungen gestiegen. Indes bleibt das Gesundheitssystem ein regulierter Markt und unterscheidet sich damit grundlegend von anderen Wirtschaftszweigen.

Staatliches Bestreben ist es, sowohl einer Über-, Fehl- oder Unterversorgung in einzelnen Regionen oder Bevölkerungsgruppen entgegenzuwirken als auch die Finanzierbarkeit des Gesundheitssystems langfristig und sozialverträglich zu sichern und Fortschritte in der Diagnostik und Therapie auf einem hohen Qualitätsniveau zu ermöglichen. Die Umsetzung wird durch Rechtsvorschriften und Anreize gesteuert. Hier Transparenz zu schaffen, ist Ziel dieses Buchs. Es beginnt mit der Prävention, die im Kontext einer älter werdenden Gesellschaft wieder erhöhte Aufmerksamkeit erfährt.

Mein Dank gilt der Unternehmenskommunikation und den Fachabteilungen der Organisationen im Gesundheitswesen, an die ich mich bei Detailfragen wenden konnte. Das Gros der Informationen stammt jedoch aus öffentlich zugänglichen Quellen. Die zitierten Paragrafen habe ich in einem Verzeichnis gelistet. Weiterführende Hinweise sind im Anhang ebenfalls enthalten.

Düsseldorf, im März 2020

1. Warum Gesundheit lohnt und wie sie gestärkt werden kann

1.1 Langes Leben

Der Wunsch nach einem langen Leben in guter Gesundheit - möglichst ohne gravierende körperliche, seelische oder geistige Beeinträchtigungen – ist allgegenwärtig. Ob es tatsächlich gelingt, hängt von zahlreichen Faktoren ab, zum Beispiel von der genetischen Veranlagung, von externen Einflüssen, von den Möglichkeiten, sich gesundheitsförderlich zu verhalten, und wie diese genutzt werden und ob im Krankheitsfall Versorgungsangebote und geeignete Therapien verfügbar sind.

Damit verbunden ist die Vorstellung, bis ins hohe Alter ein eigenständiges Leben zu führen, ohne auf die Hilfe anderer Menschen bei den täglichen Lebensverrichtungen angewiesen zu sein. So gesehen grenzt sich Gesundheit von Pflegebedürftigkeit ab. Als pflegebedürftig im Sinne des Elften Sozialgesetzbuchs gelten Personen, „die gesundheitlich bedingte Beeinträchtigungen der Selbstständigkeit oder der Fähigkeiten aufweisen und deshalb der Hilfe durch andere bedürfen" (§ 14 Abs. 1 SGB XI).

Pflegebedürftigkeit ist Voraussetzung, um Leistungen der sozialen Pflegeversicherung beziehen zu können. Wenngleich das Risiko der Pflegebedürftigkeit mit zunehmendem Alter wächst, ist das Lebensalter nicht entscheidend. Auch Kinder und Jugendliche, die gemäß ihrem Alter „körperliche, kognitive oder psychische Beeinträchtigungen oder gesundheitlich bedingte Belastungen oder Anforderungen nicht selbstständig kompensieren oder bewältigen können" (§ 14 Abs. 1 SGB XI), sind leistungsberechtigt.

In welchem Umfang Pflegebedürftige Leistungen der Pflegekassen beziehen können, hängt vom Grad ihrer verbliebenen Selbstständigkeit ab. Die Pflegefachkräfte des Medizinischen Dienstes prüfen hierzu (1) die Mobilität, (2) die kognitiven und kommunikativen Fähigkeiten, (3) Verhaltensweisen und psychische Problemlagen, (4) Fähigkeit zur Selbstversorgung, (5) Umgang mit krankheits- bzw. therapiebedingten Anforderungen, (6) die Gestaltung des Alltagslebens und soziale Kontakte. Für die Versorgungsplanung sind außerhäusliche Aktivitäten und Haushaltführung ebenfalls relevant.

Darüber hinaus bemisst sich der Leistungsumfang danach, „ob häusliche, teilstationäre oder vollstationäre Pflege in Anspruch genommen wird" (§ 4 Abs. 1 SGB XI). Die häusliche Pflege hat Vorrang (§ 3 SGB XI). Dieses gesetzlich verankerte Ziel deckt sich mit dem Wunsch vieler Menschen, auch bei Pflegebedürftigkeit möglichst lange in der vertrauten Umgebung zu bleiben. Es bedingt allerdings, dass Angehörige und Nachbarn bereit sind, sich unterstützend in die Pflege einzubringen. Leistungen der Pflegeversicherung ergänzen die familiäre, nachbarschaftliche oder sonstige ehrenamtliche Pflege und Betreuung (§ 4 Abs. 2 SGB XI).

Ob und in welchem Umfang Menschen pflegebedürftig sind oder werden, ist also nicht nur als Einzelschicksal zu begreifen, sondern betrifft nahe Bezugspersonen, das soziale Umfeld und letztendlich die Gesellschaft insgesamt. Pflegebedürftigkeit zu vermeiden bzw. zu verzögern, kommt damit allen zugute. Der präventive Ansatz ist im Elften Sozialgesetzbuch verankert. Pflegekassen wirken daraufhin, „dass frühzeitig alle geeigneten Leistungen zur Prävention, zur Krankenbehandlung und zur medizinischen Rehabilitation eingeleitet werden, um den Eintritt von Pflegebedürftigkeit zu vermeiden" (§ 5 Abs. 4 SGB XI).

Wenn Pflegebedürftigkeit eingetreten ist, gilt es, diese „zu überwinden, zu mindern sowie eine Verschlimmerung zu verhindern" (§ 5 Abs. 6 SGB XI). Stationäre Pflegeeinrichtungen sollen präventiv tätig werden, um die gesundheitliche Situation der Pflegebedürftigen zu verbessern und deren gesundheitliche Ressourcen und Fähigkeiten zu stärken. An der Entwicklung gesundheitsförderlicher Vorschläge sind auch die Pflegebedürftigen selbst zu beteiligen (§ 5 SGB XI). Die Maßnahmen in den Einrichtungen sind Teil einer Nationalen Präventionsstrategie (§ 20d SGB V).

10

Welchen hohen Stellenwert die Gesundheit hat, rückt zwar mit zunehmendem Alter immer stärker ins Bewusstsein, doch schon in jungen Jahren können gesundheitliche Einschränkungen die Lebensplanung beeinflussen. Das Jugendarbeitsschutzgesetz sieht eine ärztliche Untersuchung innerhalb von 14 Monaten vor Beginn eines Ausbildungs- bzw. eines nicht-geringfügen mehrmonatigen Beschäftigungsverhältnisses zwingend vor. Der Arzt muss beurteilen, ob die Gesundheit oder die Entwicklung der Jugendlichen durch bestimmte Tätigkeiten oder Beschäftigungszeiten gefährdet wird und ob bestimmte gesundheitsdienliche Maßnahmen, einschließlich Impfungen, und Nachuntersuchungen erforderlich sind (§ 37 Abs. 2 JArbSchG).

1.2 Arbeitswelt

Menschen im jungen und mittleren Erwachsenenalter assoziieren Gesundheit im Allgemeinen damit, frei von Beschwerden und leistungsfähig zu sein, ihr Leben zu gestalten, den Alltag zu bewältigen und familiäre und soziale Rollen ausfüllen zu können. Gesundheit gilt als Voraussetzung, einer Erwerbsarbeit nachkommen zu können und darüber den Lebensunterhalt zu bestreiten. Gleichwohl hängt nicht allein von dem individuellen Leistungsvermögen ab, ob Menschen arbeitsfähig sind. Entscheidend sind die Arbeitsbedingungen. Wenn diese den individuellen Voraussetzungen angepasst sind, können Menschen trotz einer chronischen Krankheit oder Behinderung eine Erwerbsarbeit ausüben[1].

Schwindet die Leistungsfähigkeit und fehlen Hilfen für Menschen mit Behinderung oder für die, die davon bedroht sind (§ 49ff SGB IX), steigt das

---

[1] Für Schwerbehinderte und ihnen Gleichgestellte gelten besondere Bestimmungen: Betriebe ab 20 Beschäftigten müssen auf wenigstens fünf Prozent der Arbeitsplätze schwerbehinderte Menschen beschäftigen (§ 154 Abs. 1 SGB IX). Andernfalls müssen sie eine Ausgleichsabgabe an das Integrations- bzw. Inklusionsamt entrichten (§ 160 SGB IX). Das Geld darf nur dazu verwandt werden, die Teilhabe Schwerbehinderter am Arbeitsleben zu unterstützen.

11

Armutsrisiko. Im 19. Jahrhundert trugen die freiwilligen Hilfskassen dazu bei, das finanzielle Risiko durch krankheitsbedingte Fehlzeiten zu mindern. Auch die gesetzliche Krankenversicherung hatte anfangs primär die Geldleistungen für ihre Versicherten im Blick. Die Krankenkasse zahlte Krankengeld ab dem 3. Tag, ein Sterbegeld und eine vierwöchige Wöchnerinnenunterstützung. Der Rechtsanspruch auf bargeldlose ärztliche Behandlung und freie Arzneien und andere Mittel war damals anders als heute nachrangig.

Die Absicherung der Krankheitsfolgekosten ist zur sozialstaatlichen Aufgabe geworden. Die Sozialgesetze – 1883 Krankenversicherung, 1884 Unfallversicherung, 1889 Invaliditäts- und Altersversicherung – sollten den inneren Frieden sichern. Zugleich haben sich Mitte des 19. Jahrhundert die feudalistischen Strukturen aufgelöst und die Arbeitsbedingungen im Zuge der Industrialisierung drastisch verändert, was einen erhöhten Bedarf an Schutzvorkehrungen im Betrieb nach sich zog. 1891wurde das Arbeiterschutzgesetz verabschiedet.

Heute gilt das Arbeitsschutzgesetz, mit dem 1996 die EG-Richtlinien zur Verbesserung der Sicherheit und des Gesundheitsschutzes am Arbeitsplatz umgesetzt wurden. Zu den Pflichten des Arbeitgebers gehört es, sämtliche Gefährdungen zu beurteilen, die sich für die Beschäftigten an ihrem Arbeitsplatz ergeben können, und präventiv wirkende Maßnahmen zu ermitteln. Als mögliche Gefährdung werden unter anderem psychische Belastungen bei der Arbeit explizit aufgeführt (§ 5 ArbSchG).

Parallel hierzu ergibt sich der präventive Anspruch aus der gesetzlichen Unfallversicherung, über die die Arbeitgeber ihr Haftungsrisiko gegenüber betriebsbedingten Gefährdungen ihrer Beschäftigten absichern. Ziel ist es, Arbeitsunfälle, Berufskrankheiten und arbeitsbedingte Gesundheitsgefahren zu verhüten, andernfalls wiederherzustellen und zu entschädigen (§ 1 SGB VII).

Die Zusammenarbeit der Unfallkassen und Berufsgenossenschaften als Träger der gesetzlichen Unfallversicherung mit den Behörden des Arbeitsschutzes auf Bundes- und Landesebene erfolgt seit 2008 über die Nationale

Arbeitsschutzkonferenz, die das zentrale Entscheidungsgremium zur Umsetzung einer gemeinsamen Arbeitsschutzstrategie ist (§ 20a-b ArbSchG, § 20 SGB VII). Vertreter von Arbeitgebern und Arbeitnehmern nehmen an den Sitzungen beratend teil. Mit der Gesetzlichen Krankenversicherung bestehen Kooperationsvereinbarungen.

Betriebliche Gesundheitsförderung

Seit 1989 gehört die Betriebliche Gesundheitsförderung zum Leistungsbereich der Krankenkassen. Was anfangs eine „Kann"-Leistung war, ist durch das Präventionsgesetz 2015 zur Pflicht geworden (§ 20b SGB V). Die Krankenkassen müssen für die Gesundheitsförderung im Betrieb mindestens 3,15 Euro je Versichertem jährlich bereitstellen (§ 20 Abs. 6 SGB V) [2019]. Darüber hinaus wirken die Krankenkassen bei der Prävention arbeitsbedingter Gesundheitsgefahren mit (§ 20c SGB V).

Wenn Beschäftigte häufig oder lange erkrankt sind – länger als sechs Wochen in zwölf Monaten –, müssen Arbeitgeber ihren Beschäftigten ein Betriebliches Eingliederungsmanagement anbieten, um Möglichkeiten der Arbeitsaufnahme auszuloten. Ziel ist es, die Arbeitsunfähigkeit möglichst zu überwinden und mit geeigneten Leistungen einer erneuten Arbeitsunfähigkeit vorzubeugen sowie den Arbeitsplatz zu erhalten. Die Personalabteilung arbeitet hierzu mit der Interessens- und ggf. Schwerbehindertenvertretung und soweit erforderlich mit dem Betriebsarzt und externen Organisationen wie Rehabilitationsträgern und Integrations- bzw. Inklusionsamt zusammen. (§ 167 Abs. 2 SGB IX)

Die Bundesanstalt für Arbeitsschutz und Arbeitsmedizin, kurz BAuA, schätzt, dass sich der Produktionsausfall je Arbeitsunfähigkeitstag auf rund 120 Euro beläuft. Dies summierte sich für alle Arbeitsunfähigkeitstage auf 85 Milliarden Euro im Jahr 2018 und führte zu einem Verlust der Bruttowertschöpfung in Höhe von 145 Milliarden Euro. Doch auch Präsentismus schlägt negativ zu Buche, d.h., wenn Arbeitnehmer trotz akuter gesundheitlicher Beschwerden im Betrieb präsent sind. Das Risiko für fehlerhafte Arbeitsleistungen steigt,

Nachbesserungen werden nötig, Krankheiten können verschleppt und der Genesungsprozess erschwert werden. Zudem besteht je nach Krankheit ein Infektionsrisiko für die übrige Belegschaft.

Gesundheit ist also keine Privatsache. Vielmehr ist von öffentlichem – und wirtschaftlichem – Interesse, dass die Menschen leistungsfähig sind und bleiben und sich im Krankheitsfall für ihre Genesung einsetzen. Die Mitwirkungspflichten der Arbeitnehmer und Arbeitnehmerinnen beim Gesundheitsschutz am Arbeitsplatz sind gesetzlich verankert (§ 15f ArbSchG, § 21 SGB VII).

Analog heißt es bei der Gesetzlichen Krankenversicherung: „Die Versicherten sind für ihre Gesundheit mitverantwortlich; sie sollen durch eine gesundheitsbewusste Lebensführung, durch frühzeitige Beteiligung an gesundheitlichen Vorsorgemaßnahmen sowie durch aktive Mitwirkung an der Krankenbehandlung und Rehabilitation dazu beitragen, den Eintritt von Krankheit und Behinderung zu vermeiden oder ihre Folgen zu überwinden" (§ 1 SGB V). Ähnliches gilt in der sozialen Pflegeversicherung (6 SGB XI).

1.3 Lebensweise

Trotz aller Relevanz, die die Gesundheit für die Erwerbsfähigkeit in einer Arbeitsgesellschaft hat, wäre es zu kurz gegriffen, Gesundheit ausschließlich unter diesem Aspekt zu begreifen. Lebensläufe werden bunter. Zeiten der Ausbildung, Zusatz- und Weiterqualifikation, Erwerbsarbeit, Familienarbeit, Arbeitslosigkeit, Auslandsaufenthalte und Freiwilligendienste wechseln sich ab. Vorzeitige Renteneintritte sind möglich. Ehrenamtliches Engagement ist gefragt, Regeneration nötig.

Strategien für die Gesundheit, die sowohl externe Gefährdungen als auch das Verhalten in den Blick nehmen, lassen sich jenseits der Arbeitswelt allerdings weniger gut fassen – und das Nichteinhalten von Schutzvorkehrungen weniger gut sanktionieren. Es ist eine Frage des persönlichen Lebensstils, wie sich Menschen in ihrer Freizeit verhalten, solange sie keine anderen in

14

Mitleidenschaft ziehen, sei es durch widriges Verhalten im Straßenverkehr oder Passivrauch in öffentlichen Räumen.

Kampagnen der Bundeszentrale für gesundheitliche Aufklärung, kurz BZgA, einer Fachbehörde des Bundesministeriums für Gesundheit, und Angebote der Krankenkassen zur Stärkung der Gesundheit zielen daher zunächst auf das Verhalten eines jeden Einzelnen hin zu einer gesundheitsbewussten Lebensweise mit gesunder Ernährung, ausreichend Bewegung, Kompetenzen der Stressbewältigung und ohne Nikotin und andere Suchtmittel. Förderfähige Kurse müssen von einer Krankenkasse bzw. einer von ihr beauftragten dritten Stelle zertifiziert worden sein (§ 20 Abs. 5 SGB V).

Der Leitfaden Prävention, den der Spitzenverband der Gesetzlichen Krankenversicherung 2018 gemäß § 20 SGB V - und für stationäre Pflegeeinrichtungen gemäß § 5 SGB XI – herausgegeben hat, nennt weitere Bedingungen, die erfüllt sein müssen. „Maßnahmen, die nicht den in diesem Leitfaden dargestellten Handlungsfeldern und Kriterien entsprechen, dürfen von den Krankenkassen nicht im Rahmen von §§ 20, 20a und 20b SGB V durchgeführt oder gefördert werden. In Zweifelsfällen können die jeweiligen Aufsichtsbehörden eingeschaltet werden" (GKV-Leitfaden Prävention 2018). Von einer Finanzierung ausgeschlossen sind beispielsweise die Mitgliedschaft im Sportverein, die Pflichtaufgaben einer Beratungsstelle und neue dauerhafte Arbeitsstellen.

Unterstützungsfähige Leistungen müssen Qualitätskriterien erfüllen. Bei den verhaltensbezogenen Kursen (§ 20 Abs. 4 Nr. 1 SGB V) beziehen sich diese auf die Trainerkompetenz. Außerdem gibt der Leitfaden je Präventionsziel die Kursinhalte vor und an wen sich das Angebot richten soll, zum Beispiel an Versicherte mit erhöhtem Alkoholkonsum, die noch nicht abhängig oder alkoholkrank sind. Als riskant gilt bei Frauen ein Konsum von 13 bis 40 Gramm Alkohol täglich, bei Männern von 25 bis 60 Gramm. 0,3 Liter 4,5prozentiges Bier enthalten 10,8 Gramm Ethanol, 0,1 Liter 12prozentiger Wein 9,6 Gramm.

Um gemäß Leitfaden geeignet zu sein, das Präventionsziel eines gesundheitsgerechten Umgangs mit Alkohol zu erreichen, muss der Kurs über die gesundheitliche Wirkung eines riskanten Alkoholkonsums aufklären und Grenzwerte benennen, zur Reflexion des individuellen Trinkverhaltens anregen, die Wechselwirkung von Alkohol- und Nikotinkonsum sowie Risikosituationen beleuchten und die Selbstwirksamkeitsüberzeugung stärken. Als Methoden kommen neben der Informationsvermittlung und Motivationsstärkung kognitiv-verhaltenstherapeutische Gruppeninterventionen in Betracht, beispielsweise Selbstbeobachtung, Rollenspiele und Visualisierung. Telemedien wie Hotline und Internet können ergänzend eingesetzt werden. Ferner ist relevant, wie das soziale Umfeld eingebunden werden kann.

Lebenswelten

Mit dem Präventionsgesetz 2015 sind die Lebenswelten erstmals gesetzlich verankert worden und erfahren dadurch erhöhte Aufmerksamkeit. Ziel ist es, dort ebenso wie in der Arbeitswelt gesundheitsförderliche Strukturen aufzubauen und zu stärken. Lebenswelten im Sinne des Gesetzes sind „für die Gesundheit bedeutsame, abgrenzbare soziale Systeme insbesondere des Wohnens, des Lernens, des Studierens, der medizinischen und pflegerischen Versorgung sowie der Freizeitgestaltung einschließlich des Sports" (§ 20a Abs. 1 SGB V), zum Beispiel Schulen, Einrichtungen der Kinder- und Jugendhilfe, Freizeit- und Sportstätten, Pflegeheime.

Der lebensweltliche Ansatz legt zugrunde, dass die Bedingungen dort, wo die Menschen leben, wohnen, arbeiten und ihre Freizeit verbringen, derart sein müssen, dass sie gesundheitsförderliches Verhalten zulassen. Ob es gelingt, gesundheitsförderliches Verhalten in den Alltag zu integrieren, wird damit in einen größeren Zusammenhang gerückt. Entsprechend richten sich die Leistungen nach § 20a SGB V nicht an Einzelpersonen wie die verhaltensbezogenen Kurse, sondern „an Gruppen von Versicherten in

16

bestimmten Lebenszusammenhängen" (GKV-Leitfaden Prävention). Gefördert werden sowohl Leistungen, die sich auf die Rahmenbedingungen, also auf die Verhältnisse beziehen, als auch Leistungen, die dazu anhalten, die gesundheitsförderliche Lebensweise und Motivation zu fördern, d.h., sich auf das Verhalten der Versicherten beziehen.

Die Gesundheitsförderung in Kindertagestätten und Schulen stützt sich auf Erfahrung, zumal diese Orte als „Arbeitswelt" der Kinder und Jugendlichen bereits in die Zuständigkeit der gesetzlichen Unfallversicherung fallen (§ 2 Abs. 1 Nr. 8 SGB VII). Gleiches gilt für Universitäten und Hochschulen. Studierende sind ebenso wie Personen, die Hilfe leisten, und ehrenamtlich Tätige in der Wohlfahrtspflege, im Gesundheitswesen, in öffentlich-rechtlichen Organisationen, in privaten Vereinen, Hilfsorganisationen und Verbänden gesetzlich unfallversichert (z.B. § 2 Abs. 1 Nr. 9, 10a, 12, 13 SGB VII).

Entsprechend empfiehlt der GKV-Leitfaden Prävention die Kooperation mit den Trägern der gesetzlichen Unfallversicherung – bei öffentlichen Einrichtungen sind es die Unfallkassen –, wenn Förderprogramme in KiTas und Schulen umgesetzt werden sollen. Ein weiterer Kooperationspartner ist die Kommune. Dass Gesundheitsämter vorbeugend aktiv werden, ergibt sich bereits aus den Gesetzen zum öffentlichen Gesundheitsdienst, die auf Landesebene verabschiedet werden. Beginnend mit der Einschulung werden zudem die Landesschulgesetze relevant. Die Landesgesetze regeln die Pflicht einer ärztlichen Untersuchung zu Schulbeginn. Ergänzende Untersuchungen können hinzukommen. Der präventive Ansatz des schulärztlichen Dienstes hat eine über 100jährige Tradition.

Die kooperative Vorgehensweise folgt den Bundesrahmenempfehlungen, die die Nationale Präventionskonferenz 2016 verabschiedet hat. Die Nationale Präventionskonferenz (§ 20e SGB V) wird von den Spitzenorganisationen der Krankenkassen, Pflegekassen, Unfall- und Rentenversicherungsträger getragen. Diese haben ähnlich wie die Partner der Nationalen Arbeitsschutzkonferenz eine gemeinsame Strategie entwickelt und dabei vorhandene Konzepte für den Arbeitsschutz und Impfungen aufgegriffen. Ihre drei übergeordneten Ziele lauten: „gesund aufwachsen", „gesund leben und arbeiten", „gesund im Alter".

Der Verband der privaten Krankenversicherung ist seit 2017 ebenfalls stimmberechtigt, was eine finanzielle Beteiligung an Programmen und Projekten bedingt. Weitere Organisationen sind beratend eingebunden[2], so dass sich die Umsetzung der Präventionsstrategie auf ein breites Bündnis stützen kann. Dies wird durch Rahmenvereinbarungen auf Landesebene flankiert, die die Folie für abgestimmtes, gesundheitsförderliches Handeln aller beteiligten Akteure bilden sollen.

Welche Maßnahmen die Krankenkassen konkret fördern und anbieten, bleibt ihnen überlassen. Das Gesetz gibt lediglich vor, dass die Kassen „in der Satzung Leistungen zur Verhinderung und Verminderung von Krankheitsrisiken (primäre Prävention) sowie zur Förderung des selbstbestimmten gesundheitsorientierten Handelns der Versicherten (Gesundheitsförderung)" vorsehen (§ 20 Abs. 1 SGB V) und dass sie hierfür einen bestimmten Betrag je Versichertem ausgeben (§ 20 Abs. 5 SGB V). Dieser lag 2019 bei 7,52 Euro, einschließlich der Mindestausgaben für betriebliche Gesundheitsförderung in Höhe von 3,15 Euro. Für Leistungen zur Gesundheitsförderung und Prävention in Lebenswelten (§ 20a SGB V) sind mindestens 2,15 Euro vorgegeben. Die Bundeszentrale für gesundheitliche Aufklärung erhält mindestens 0,45 Euro (§ 20a Abs. 3 SGB V). Die Beträge sind jährlich entsprechend dem Durchschnittsentgelt der gesetzlichen Rentenversicherung, das als Bezugsgröße dient (§ 18 SGB IV), anzupassen.

---

[2] Beratend beteiligt sind vier Bundesministerien – BM für Gesundheit, BM für Arbeit und Soziales, BM für Ernährung und Landwirtschaft, BM für Familie, Senioren, Frauen und Jugend -, auf Landesebene die Gesundheitsministerkonferenz und die Arbeits- und Sozialministerkonferenz, für die kommunale Ebene der Deutsche Städtetag, Deutsche Landkreistag, Deutsche Städte- und Gemeindebund sowie die Bundesagentur für Arbeit, der Bundesverband der Deutschen Arbeitgeberverbände, der Deutsche Gewerkschaftsbund, der Sozialverband VdK, die Bundesarbeitsgemeinschaft PatientInnenstellen und –Initiativen und die Bundesvereinigung Prävention und Gesundheitsförderung, die das Präventionsforum (§ 20e Abs. 2 SGB V) vertritt.

18

2. Noch gesund oder schon krank?

2.1 Subjektives Empfinden

Obwohl Gesundheit in aller Munde ist, lässt sie sich schwer definieren. Was heißt Gesundheit? Ist sie nur funktional in dem Sinne, die Leistungs- und Arbeitsfähigkeit zu erhalten und Pflegebedürftigkeit zu vermeiden, oder bedeutet Gesundheit mehr? Im Gesetz zur gesetzlichen Krankenversicherung findet sich keine Definition. Dies legt nah, dass es allgemein akzeptierte Vorstellung darüber gibt, was Gesundheit ist.

Sich gesund zu fühlen, ist ein subjektives Empfinden. So verschieden wie die Menschen sind, so verschieden wird auch dieses Empfinden sein. Die Weltgesundheitsorganisation, kurz WHO für World Health Organization, setzt Gesundheit mit Wohlbefinden gleich. Mehr noch, sie sagt: „Gesundheit ist ein Zustand des vollkommenen körperlichen, geistigen und sozialen Wohlbefindens und nicht allein das Fehlen von Krankheit und Gebrechen."

Die Definition wurde 1946 in der Verfassung der WHO niedergeschrieben, ihrem Gründungsjahr als Sonderbehörde der Vereinten Nationen, und im Mai 1951 von Deutschland ratifiziert. Weiter heißt es in der Verfassung: „Der Besitz des bestmöglichen Gesundheitszustandes bildet eines der Grundrechte jedes menschlichen Wesens, ohne Unterschied der Rasse, der Religion, der politischen Anschauung und der wirtschaftlichen oder sozialen Stellung."

Die Definition der WHO findet weltweit Anerkennung. Auf der ersten internationalen Konferenz zur Gesundheitsförderung, die 1986 in Ottawa stattfand, sind Handlungsfelder herausgearbeitet worden, beispielsweise gesundheitsförderliche Lebenswelten, gesundheitswirksame Aktivitäten in Gemeinden und die Förderung persönlicher Kompetenzen. Die Ottawa-Charta und eine Folgeerklärung in Jakarta 1997 bilden die konzeptionelle Basis für den Bundesrahmenplan der Nationalen Präventionskonferenz (§ 20e SGB V) und den GKV-Leitfaden Prävention (§ 20 SGB V).

Verdienst der WHO-Definition ist es, Gesundheit als eigenständige Kategorie zu erfassen und nicht auf die körperliche Verfassung zu beschränken, sondern die Psyche und das soziale Leben gleichermaßen einzubeziehen, woraus sich umfassende Handlungsstrategien ableiten lassen, um das Gesundheitsniveau der Bevölkerung zu heben. Gleichwohl lässt sich fragen, ob dieser Idealzustand tatsächlich das ausdrückt, was jeder Einzelne darunter versteht, wenn er bzw. sie sich gesund fühlt.

Fließende Übergänge

Der Medizinsoziologe Aaron Antonovsky, der in den 1980er Jahren die Salutogenese bekannt gemacht hat, – also die Erforschung dessen, was Menschen trotz widriger Umstände gesund hält, – geht davon aus, dass sich Gesundheit und Krankheit nicht strikt voneinander abgrenzen lassen, sondern als Gesundheits-Krankheits-Kontinuum ineinander übergehen. Demnach sind Menschen zu jedem Zeitpunkt ihres Lebens sowohl zu einem gewissen Anteil gesund als auch zu einem gewissen Anteil krank. Mal dominiert die eine, mal die andere Seite spürbar, zum Beispiel während und nach einer fiebrigen Akuterkrankung. Eine eindeutige Zuschreibung, ob krank oder gesund, fällt in dem Fall leicht.

Für viele Menschen mit einer chronischen Erkrankung – oder Behinderung – ist es hingegen schwer, ihr Befinden als eindeutig gut oder schlecht auszudrücken. Es gehe den Umständen entsprechend, heißt es im Allgemeinen. Auf einer Skala von 0 bis 10 wird der mittlere Bereich dominieren, sofern keine akuten Schübe oder Episoden auftreten und die Krankheit keinen progredienten Verlauf nimmt, also nicht fortschreitet.

Als gesetzlich Versicherte haben Patienten gegenüber ihrer Krankenkasse Leistungsansprüche. Nach § 11 SGB V sind dies unter anderem Leistungen „zur Verhütung von Krankheiten und von deren Verschlimmerung", „zur Erfassung von gesundheitlichen Risiken und Früherkennung von Krankheiten", „zur Behandlung einer Krankheit" und „zur medizinischen Rehabilitation sowie

20

auf unterhaltssichernde und andere ergänzende Leistungen, die notwendig sind, um eine Behinderung oder Pflegebedürftigkeit abzuwenden, zu beseitigen, zu mindern, auszugleichen, ihre Verschlimmerung zu verhüten oder ihre Folgen zu mildern". Bei den rehabilitativen Leistungen können auch andere Kostenträger (§ 6 SGB IX) in Betracht kommt. Leistungen der aktivierenden Pflege nach Eintritt der Pflegebedürftigkeit obliegen der Pflegeversicherung (§ 2 Abs. 1 SGB XI).

Ob und inwieweit Versicherte die Leistungen tatsächlich in Anspruch nehmen, wird nur zum Teil dadurch bestimmt, welchen Krankheitswert sie ihrem Befinden beimessen. Manche meiden den Arztkontakt, obwohl sie sich krank fühlen; andere suchen ihn, obwohl sie sich nicht krank fühlen. Die Gründe für das jeweilige Verhalten sind vielfältig: Zeit, Erreichbarkeit, Vorerfahrungen, Einstellung zu Krankheit und Gesundheit, Erwartungen, Kontrolluntersuchung, Überweisung, Rezept, Attest, Impfung, Früherkennung, Vorsorge, Rat und Aufforderungen von nahen Bezugspersonen oder Dritten.

2.2 Objektives Messen

Der Arztbesuch ist – abgesehen von Leistungen zur Gesundheitsförderung (§ 20a-c SGB V) - das Eintrittstor, um weitere Leistungen des GKV-Systems in Anspruch nehmen zu können, sei es ein medizintechnisches Hilfsmittel, Medizintherapie, ein verschreibungsfähiges Medikament oder die Überweisung zu einem Spezialisten zwecks weiterer Diagnostik und Behandlung.

Die möglichen Leistungen im Krankheitsfall sind im Fünften Sozialgesetzbuch beschrieben – Leistungen zur Krankenbehandlung (§§ 27-43c), Krankengeld (§§ 44-51), Beschränkungen (§§ 52, 52a). Sie müssen, soweit sie „nicht der Eigenverantwortung der Versicherten zugerechnet werden" (§ 2 Abs. 1 SGB V), dem Wirtschaftlichkeitsgebot entsprechen, d.h., „die Leistungen müssen ausreichend, zweckmäßig und wirtschaftlich sein; sie dürfen das Maß des notwendigen nicht überschreiten. Leistungen, die nicht notwendig oder unwirtschaftlich sind, können Versicherte nicht beanspruchen, dürfen die

Leistungserbringer nicht bewirken und die Krankenkassen nicht bewilligen" (§ 12 SGB V).

Zugleich haben die Qualität und die Wirksamkeit der erbrachten Leistungen „dem allgemein anerkannten Stand der medizinischen Erkenntnisse zu entsprechen und den medizinischen Fortschritt zu berücksichtigen" (§ 2 Abs. 1 SGB V). Für lebensbedrohlich erkrankte Patienten kann eine Krankenkasse abweichende Leistungen bewilligen (§ 2 Abs. 2 SGB V), d.h. Leistungen, die über die üblichen Leistungen der Krankenkassen hinausgehen. Dazu muss der Sachverhalt zunächst von einem ärztlichen Gutachter des Medizinischen Dienstes, den die Krankenkasse beauftragt hat, geprüft werden. Dessen Empfehlung trägt zur Entscheidung bei, ob die Krankenkasse dem Anliegen des Patienten zustimmt oder dessen Antrag auf Kostenübernahme ablehnt.

Krankheit definieren

Krankheit selbst ist im Sozialgesetzbuch nicht näher definiert. Um den Begriff für die Sozialversicherung greifbar zu machen, ist die Auffassung des Bundessozialgerichts bindend. Demzufolge ist Krankheit ein regelwidriger körperlicher oder geistiger Zustand, der entweder Behandlungsbedürftigkeit oder Arbeitsunfähigkeit oder beides zur Folge hat.

Den Begriff Krankheit rechtsverbindlich zu fassen, ist umso notweniger, da es nicht allein darum geht, dass Krankenkassen die Behandlungskosten tragen. Ebenso sind die Folgen einer Erkrankung zu berücksichtigen, die bis zum Verlust der Erwerbsfähigkeit führen können. Folglich gilt in der gesetzlichen Rentenversicherung, dass „Leistungen zur medizinischen Rehabilitation, Leistungen zur Teilhabe am Arbeitsleben, Leistungen zur Nachsorge sowie ergänzende Leistungen" Vorrang vor Rentenleistungen haben (§ 9 Abs. 1 SGB VI).

Nicht zuletzt müssen Arbeitgeber wissen, ob ihre Beschäftigten krank und arbeitsunfähig sind und wie lange sie voraussichtlich fehlen werden. Der

22

Anspruch auf Entgeltfortzahlung im Krankheitsfall setzt voraus, dass „ein Arbeitnehmer durch Arbeitsunfähigkeit an seiner Arbeitsleistung verhindert [wird], ohne dass ihn ein Verschulden trifft" (§ 3 Abs. 1 EntgFG). Der Beschäftigte muss den Arbeitgeber unverzüglich über sein krankheitsbedingtes Fernbleiben informieren und wann er voraussichtlich zurückkommen wird. Ab drei Tagen muss er bzw. sie ein Attest beibringen. Der Arbeitgeber kann aber verlangen, dass ihm dieses schon früher[3] vorgelegt wird (§ 5 Abs. 1 EntgFG).

Bei einer längeren Erkrankung ist also nicht mehr das subjektive Befinden des Patienten maßgeblich, sondern wie der behandelnde Arzt den Zustand des Patienten beurteilt. Dem Arzt wird damit das Definitionsmonopol über Krankheit und Gesundheit zuerkannt. Nur wenn ein Arzt oder eine Ärztin Krankheit und Arbeitsunfähigkeit feststellt, können Patienten weitergehende Leistungen der Krankenkasse und, wenn darüber hinaus erforderlich, rehabilitative Leistungen gemäß Neuntem Sozialgesetzbuch beanspruchen. Sie erhalten Schonräume zur Genesung, indem sie von gesellschaftlichen Verpflichtungen befreit sind.

Die ärztliche Einschätzung basiert auf den Symptomen, die der Patient schildert, und auf biomedizinischen Parametern, die zusätzlich ermittelt werden. Je nach Verdachtsdiagnose erstreckt sich Letzteres von der Blutdruckmessung über Laborwerte bis zu bildgebenden Verfahren. Festgestellt wird, ob sich Auffälligkeiten im Sinne von Normabweichungen erkennen lassen.

Da der medizinische Kenntnisstand fortschreitet, können sich Normwerte einzelner Parameter verändern. Werden Grenzwerte abgesenkt, beispielsweise beim Blutfett und Blutdruck, erhöht sich rein rechnerisch der Anteil der Patienten, die als Risikopatienten für Herz-Kreislauf-Erkrankungen gelten. Werden Grenzwerte erhöht, steigt der Anteil der Gesunden. Bei den bildgebenden Verfahren bewirkt eine immer höhere Auflösung, dass manche

---

[3] Dass unter Umständen auch eine Verlängerung der Karenzzeit geboten sein kann, zeigen die Vorkehrungen zum Covid-19-Infektionsschutz 2020.

Zellveränderungen bereits in einem so frühen Stadium erkannt werden können, dass noch ungewiss ist, ob sich hieraus ein bösartiger Tumor entwickeln wird oder nicht.

Folglich können die Einschätzungen der Ärzte und Patienten, ob noch gesund oder schon krank, auseinanderfallen. Patienten fühlen sich gesund, doch der Arzt erkennt bei einer Früherkennungsuntersuchung einen auffälligen Befund, der behandelt werden sollte oder einer weiteren Abklärung bedarf. Im umgekehrten Fall leiden Patienten unter Beschwerden, obwohl die Untersuchungsergebnisse keine Auffälligkeiten zeigen. Liegt es daran, dass der Patient simuliert oder zur Hypochondrie neigt? Oder ist die Verdachtsdiagnose falsch und andere Parameter müssten erhoben werden? Oder ist der Stand des medizinischen Wissens auf dem Gebiet unzureichend und es fehlen geeignete Messmethoden und Therapien?

Das Rätsel um Krankheit und Gesundheit wirft viele Fragen auf. Ist die eine geklärt, kommen zwei neue hinzu. Nicht immer gibt es eine Lösung, doch vielen Patienten kann geholfen werden. Dass die Bevölkerung bundesweit Zugang zu einer qualitätsgesicherten medizinischen Versorgung hat, zählt zu den Prämissen der Gesundheitspolitik.

3. Wer gestaltet die Versorgung?

3.1 Die Rolle der Selbstverwaltung

Die Gesundheitsversorgung einer Bevölkerung lässt sich verschieden gestalten und finanzieren. Mit Blick auf die Finanzierung sind drei Grundmodelle zu unterscheiden. Es besteht die Möglichkeit, dass jeder Patient die in Anspruch genommenen Leistungen direkt bezahlt und das Kostenrisiko eventuell privat absichert. Ebenso ist ein staatliches Gesundheitssystem denkbar, welches die Gesundheitsversorgung aus Steuermitteln finanziert. Und es gibt die Möglichkeit, ein kollektives Versicherungssystem einzuführen, in das jeder Erwachsene einzahlt, wobei Beitragshöhe je nach Einkommen und Vermögen gestaffelt sein kann.

In Deutschland hat die kollektive Finanzierung über die gesetzliche Krankenversicherung Tradition. Es gilt der Grundsatz der Beitragsstabilität, d.h., der prozentuale Anteil des Erwerbseinkommens, der für den Versicherungsbeitrag zugrunde gelegt wird, soll stabil gehalten werden, „es sei denn, die notwendige medizinische Versorgung ist auch nach Ausschöpfen von Wirtschaftlichkeitsreserven nicht zu gewährleisten" (§ 71 SGB V).

Die Beiträge bemessen sich an der Einkommenshöhe innerhalb der unteren und oberen Beitragsbemessungsgrenze[4], so dass innerhalb der Gemeinschaft der gesetzlich Versicherten ein Ausgleich mit Blick auf die finanzielle Leistungsfähigkeit besteht. Dies gilt grundsätzlich auch für die Beiträge zur Arbeitslosenversicherung (§ 341 SGB III), zur Rentenversicherung (§ 158 SGB VI) und zur Pflegeversicherung (§ 55 SGB XI). Die Sozialstaatlichkeit, die auch steuerfinanzierte Leistungen beinhaltet, zum Beispiel die Grundsicherung für

---

[4] Die Beitragspflichtgrenze liegt oberhalb der Beitragsbemessungsgrenze, so dass sich besser verdienende Arbeitnehmer bis zu dieser Grenze ebenfalls bei einer gesetzlichen Krankenkasse versichern müssen. Sofern keine Pflicht zur gesetzlichen Absicherung gegeben ist, besteht die Möglichkeit, sich privat abzusichern. Seit 2009 muss jeder einen Versicherungsschutz bei Krankheit haben (§ 193 VVG). Nicht-Versicherte, werden in dem System wieder aufgenommen, in dem sie zuletzt versichert waren.

Arbeitssuchende (SGB II) und im Alter (SGB XII), ist im Grundgesetz verankert (Art. 20 Abs. 1 GG).

Als rechtsfähige Körperschaften des öffentlichen Rechts mit Selbstverwaltung (§ 4 SGB V) vertreten die Krankenkassen die Interessen ihrer Versicherten. Hierbei sind sie an die Vorgaben des Fünften Sozialgesetzbuchs gebunden. Insbesondere müssen sie dafür sorgen, dass die Versicherten ihren Leistungsanspruch (§ 11 SGB V), den sie qua Versicherung erwerben, unter Einhaltung des Wirtschaftlichkeitsgebots (§ 12 SGB V) und gegebener Qualitätsstandards (§ 2 Abs. 1, §§ 135ff SGB V) einlösen können. Dies bedingt, dass es Angebote der Gesundheitsversorgung gibt, die die Versicherten bei Bedarf in Anspruch nehmen können.

Eigene Einrichtungen der Krankenkassen – wie in der Weimarer Republik – sind heute nur unter besonderen Bedingungen möglich (§§ 140a, 72a SGB V). Damit Krankenkassen den Leistungsanspruch ihrer Versicherten dennoch einlösen können, arbeiten sie mit den Kassenärztlichen Vereinigungen, kurz KV, als Selbstverwaltung der Vertragsärzte im ambulanten Sektor sowie mit den Krankenhäusern und den Krankenhausgesellschaften zusammen.

Ambulante Versorgung

Die Kassenärztlichen Vereinigungen auf Landesebene – zwei in NRW – und ihre Bundesvereinigungen, einschließlich der für Zahnmedizin, müssen die ambulante Versorgung durch Hausärzte, Fachärzte und Psychotherapeuten sicherstellen (§§ 72 Abs. 2, 75 Abs. 1 SGB V). Zudem übernehmen sie Gewähr, „dass die vertragsärztliche Versorgung den gesetzlichen und vertraglichen Erfordernissen entspricht" (§ 75 Abs. 1 SGB V), zum Beispiel dass die erbrachten Leistungen zweckmäßig sind, den Qualitätsstandards entsprechen und richtig abgerechnet werden. Näheres zur Organisation der ambulanten Versorgung ist in den Bundesmantelverträgen geregelt, die die Kassenärztlichen Bundesvereinigungen mit dem GKV-Spitzenverband abschließen (§ 82 SGB V).

26

Die Kassenärztlichen Vereinigungen sind gleichfalls Körperschaften öffentlichen Rechts (§ 77 Abs. 5 SGB V). Sie vertreten die Interessen der Vertragsärzte – seit 1999 auch die der zur Versorgung im GKV-System zugelassenen psychologischen Psychotherapeuten – und verhandeln mit den Krankenkassen über das Jahresbudget (§ 85 SGB V), das für ein Bundesland bzw. in NRW für eine Versorgungsregion bereitgestellt wird. Praxiseinnahmen über sonstige Kostenträger wie private Krankenversicherungen und die gesetzliche Unfallversicherung für Ärzte, die die Erstbehandlung bei einem Arbeitsunfall übernehmen, und „Durchgangs"-Ärzte können hinzukommen.

Ärzte, die ambulante Leistungen für GKV-Versicherte erbringen und über die Kassenärztliche Vereinigung abrechnen möchten, müssen eine abgeschlossene Facharztausbildung nachweisen können – bei Hausärzten ist dies in der Regel Allgemeinmedizin oder Innere Medizin – und als Vertragsarzt zugelassen sein. Der Zulassungsausschuss besteht aus Vertretern der Ärzte, die die Kassenärztliche Vereinigung bestellt, und Vertretern der Krankenkassen auf Landesebene (§ 96 SGB V).

Um ihrem Sicherstellungsauftrag auch dann nachzukommen, wenn nicht genügend Vertragsärzte in einer Region tätig sind, können Kassenärztliche Vereinigungen „eigene Einrichtungen betreiben, die der unmittelbaren medizinischen Versorgung von Versicherten dienen, oder sich an solchen Einrichtungen beteiligen. [Sie] … können die Einrichtungen auch durch Kooperationen untereinander und gemeinsam mit Krankenhäusern sowie in Form von mobilen oder telemedizinischen Versorgungsangebotsformen betreiben" (§ 105 Abs. 1c SGB V). Der Zulassungsausschuss kann außerdem stationär tätige Ärzte, Krankenhäuser und andere Versorgungseinrichtungen, aber auch Kommunen ermächtigen, ambulante Leistungen anzubieten.

Ziel ist eine bedarfsgerechte ambulante Versorgung. Um entsprechend planen zu können, wozu die Kassenärztlichen Vereinigungen verpflichtet sind (§ 99 SGB V), ermitteln sie, in welchen Bezirken ausreichend Ärzte, Ärztinnen und Psychotherapeuten praktizieren, wo sich künftige Bedarfe abzeichnen, weil Ärzte in den Ruhestand gehen, und welche Bezirke unterversorgt sind.

Die Maßstäbe für Über- und Unterversorgung je Facharztgruppe sind in einer Richtlinie verbindlich dargelegt. Sie gibt vor, wie viele Einwohner ein Arzt in einer Planungsregion mindestens versorgen muss, damit eine ausreichende Versorgung sichergestellt ist, und ab wann für eine Facharztgruppe in einer Region keine neuen Zulassungen erteilt werden dürfen, um Überversorgung zu vermeiden. Zudem können regionale Besonderheiten berücksichtigt werden, die sich aus der Altersentwicklung und dem Krankheitsspektrum der Bevölkerung vor Ort ergeben.

Gemeinsame Basis schaffen

Mit der Richtlinienkompetenz hat der Gesetzgeber den Gemeinsamen Bundesausschuss, kurz G-BA, beauftragt (§ 92 SGB V). Der G-BA, ebenfalls eine Körperschaft des öffentlichen Rechts, ist das oberste Beschlussgremium der gemeinsamen Selbstverwaltung im Gesundheitswesen. In ihm entscheiden die Vertragsärzte, Psychotherapeuten und Zahnärzte sowie die Krankenkassen und die Krankenhäuser jeweils vertreten durch ihre Verbände auf Bundesebene – Kassenärztliche und -zahnärztliche Bundesvereinigungen, Spitzenverband Bund der Krankenkassen, Deutsche Krankenhausgesellschaft – über die Ausgestaltung der Versorgung, Verfahren der Qualitätssicherung und das Leistungsspektrum der gesetzlichen Krankenversicherung[5]. Die Richtlinien des G-BA sind bindend. Unter anderem sind sie Bestandteil des Bundesmantelvertrags zur vertragsärztlichen Versorgung (§ 92 Abs. 8 SGB V).

Mit anderen Worten: Die Gesundheitspolitik gibt die Richtung vor und das Fünfte Sozialgesetzbuch setzt den Rahmen. Aufgabe der Selbstverwaltung ist es, die Versorgung zu steuern. Den Ministerien und dem Bundesamt für Soziale Sicherung, kurz BAS, bleibt die Rechtsaufsicht. Außerdem hat das

---

[5] Patientenvertreter nehmen ohne Stimmrecht an allen Gremien teil (§ 140f SGB V). Der Deutsche Pflegerat, Bundeskammern der Heilberufe und der Verband der Privaten Krankenversicherung beraten zur Qualitätssicherung mit. Bei der Bedarfsplanung und Qualitätssicherung sind die Länder ebenfalls beteiligt (§ 92 Abs. 7e,f SGB V).

Bundesministerium für Gesundheit die Möglichkeit, die Richtlinien des G-BA zu beanstanden, da es diese vor der Veröffentlichung im Bundesanzeiger zwecks Prüfung erhält. Wie ein Gesetz werden die Richtlinien des G-BA erst nach deren Veröffentlichung im Bundesanzeiger rechtskräftig. Sie gelten als untergesetzliche Normen.

Der G-BA ist historisch betrachtet eine relativ junge Institution. Er wurde 2004 gegründet. Seit 2012 können die Länder ebenfalls ein gemeinsames Gremium einrichten. In diesen Gremien erarbeiten die Selbstverwaltungsorgane der Krankenkassen, Krankenhäuser und Vertragsärzte gemeinsam Empfehlungen, wie die sektorenübergreifende Versorgung verbessert werden kann (§ 90a SGB V). Älter ist die Möglichkeit der „dreiseitigen Verträge". Sie war bereits in der alten Reichsversicherungsordnung verankert, deren Inhalte zur gesetzlichen Krankenversicherung weitgehend in das Fünfte Sozialgesetzbuch von 1988 überführt wurden.

Dreiseitig steht für die drei Parteien - Ärzte, Krankenhäuser und Krankenkassen -, die gemeinsam Verträge schließen, um „eine nahtlose ambulante und stationäre Behandlung der Versicherten zu gewährleisten" (§ 115 SGB V). Geregelt werden unter anderem das Belegarztwesen, ambulante Behandlungen in Krankenhäusern, Nachsorge sowie Ergänzendes zum Entlassungsmanagement, das Krankenhäuser ihren Patienten anbieten müssen (§ 39 Abs. 1a SGB V). „Versicherte haben Anspruch auf ein Versorgungsmanagement insbesondere zur Lösung von Problemen beim Übergang in die verschiedenen Versorgungsbereiche" (§ 11 Abs. 4 SGB V), so müssen bei Bedarf die fachärztliche Anschlussbehandlung geregelt und die ambulante oder stationäre Pflege organisiert sein.

Die Krankenhäuser sind in den Krankenhausgesellschaften der Länder mit gemeinsamen Dachverband, der Deutschen Krankenhausgesellschaft, kurz DKG, zusammengeschlossen (§ 108a SGB V). Die Selbstverwaltungsorgane der Krankenhäuser haben die Rechtsform eines eingetragenen Vereins, sind also keine Körperschaften des öffentlichen Rechts. Dennoch übernehmen sie zentrale Aufgaben für die stationäre Versorgung der Bevölkerung, die ihnen qua Gesetz zugewiesen wurden. Hierzu gehört ihre stimmberechtigte Funktion im Beschlussgremium des G-BA.

Im Unterschied zur ambulanten vertragsärztlichen Versorgung führen die Krankenhausgesellschaften auf Landesebene keine Budget-Verhandlungen durch. Jedes Krankenhaus oder dessen Träger, der das Krankenhaus betreibt, verhandelt direkt mit den Krankenkassen bzw. deren Arbeitsgemeinschaften. Ebenso wenig sind die Krankenhausgesellschaften primär für die Krankenhausplanung zuständig. Dies obliegt den Bundesländern (§ 6 KHG). Hierbei sollen Qualitätsindikatoren berücksichtigt werden, die der G-BA entwickelt hat (§ 136c Abs. 1 und 2 SGB V).

Wie niedergelassene Ärzte müssen auch die Krankenhäuser zugelassen sein, um im GKV-System tätig werden zu dürfen. Nach § 108 SGB V sind dies Plankrankenhäuser, d.h. Krankenhäuser, die in den Landeskrankenhausplan aufgenommen wurden, sowie Hochschulkliniken und weitere Krankenhäuser, mit denen die Verbände der Krankenkassen einen Versorgungsvertrag geschlossen haben (§ 109 SGB V), zum Beispiel mit bestimmten Fachkliniken und Krankenhäusern in Trägerschaft der gesetzlichen Unfallversicherung.

Auf Bundesebene setzt sich die Deutsche Krankenhausgesellschaft ebenso wie die Kassenärztliche Bundesvereinigung – neben ihren Aufgaben im G-BA, Rahmenverträgen und gesundheitspolitischen Stellungnahmen – für die Weiterentwicklung der Vergütungssysteme ein. Im Krankenhaus erfolgt die Vergütung weitgehend über leistungs- und diagnosebezogene Fallpauschalen, den Diagnosis Related Groups, kurz DRG. Rechtsgrundlage ist das Krankenhausfinanzierungsgesetz (§ 17b KHG). Die Höhe der Fallpauschalen kalkuliert das Institut für Entgeltsysteme im Krankenhaus, kurz InEK, dessen Gesellschafter die Deutsche Krankenhausgesellschaft, der GKV-Spitzenverband für die Krankenkassen und der Verband der Privaten Krankenversicherung sind.

Für den ambulanten Sektor ist der Bewertungsausschuss zuständig. Er entwickelt den einheitlichen Bewertungsmaßstab, kurz EBM, zur Vergütung

30

der vertragsärztlichen Leistungen weiter und nennt Orientierungswerte für die Budget-Verhandlungen auf Landesebene (§ 87 SGB V). Dem Gremium gehören der GKV-Spitzenverband und die Kassenärztliche Bundesvereinigung an. Bei speziellen Fragen, die die Krankenhäuser betreffen, ist die Deutsche Krankenhausgesellschaft beteiligt.

Abstimmungsprozesse durchziehen das gegliederte Gesundheitssystem. Dabei geht es sowohl um Interessenbündelung als auch um eine gemeinsame Lösungsfindung: Kooperation der Vertragsärzte und Krankenhäuser in ihren jeweiligen Selbstverwaltungsorganen, Kooperation der Krankenkassen und Kassenarten miteinander (§ 4 Abs. 3 SGB V) und im GKV-Spitzenverband Bund (§ 217a SGB V), Landesausschüsse der Kassenärztlichen Vereinigungen und Krankenkassen (§ 90 SGB V), ergänzend die Möglichkeit der gemeinsamen Landesausschüsse mit Krankenhausgesellschaften (§ 90a SGB V), auf Bundesebene der G-BA (§ 91 SGB V) und schließlich das Ziel einer abgestimmten Versorgung vor Ort durch niedergelassene Ärzte, Therapeuten und Krankenhäuser und, wenn darüber hinaus erforderlich, mit den Einrichtungen der Rehabilitation und der Pflege, nochmals flankiert durch Empfehlungen der Landespflegeausschüsse (§ 8a SGB XI).

3.2 Gesetze, Richtlinien, Verträge

Der Kooperationsgedanke schlägt sich in den Gesetzen nieder, die Jahr für Jahr zu Teilaspekten der Gesundheitsversorgung verabschiedet werden. Dass die Regeln angepasst werden, bedingen gesellschaftliche Veränderungen, medizinische Herausforderungen und neue Wissensstände in der Diagnostik, Therapie, Pflege und Technik. Infolge gewinnen die Sozialgesetze, das Krankenhausfinanzierungsgesetz (KHG), das Krankenhausentgeltgesetz (KHEntG), das Infektionsschutzgesetz (IfSG) sowie Landesgesetze und Verordnungen wie die Bundespflegesatzverordnung an Umfang. Zum Beispiel wurde mit dem Präventionsgesetz die Nationale Präventionskonferenz samt gemeinsamer Präventionsstrategie und Lebensweltbezug im Fünften Sozialgesetzbuch neu eingeführt (§§ 20a-e SGB V).

31

Mit den Gesetze zur Digitalisierung im Gesundheitswesen soll die einrichtungs- und sektorenübergreifende Versorgung gestützt werden, indem rechtliche Voraussetzungen geschaffen werden, um Behandlungsdaten – unter Einhaltung des Datenschutzes und sicherheitstechnischer Bestimmungen – einfacher, schneller und sicherer als über den Postweg oder per Fax auszutauschen. So muss die elektronische Gesundheitskarte geeignet sein, „Befunde, Diagnosen, Therapieempfehlungen sowie Behandlungsberichte in elektronischer und maschinell verwertbarer Form für eine einrichtungsübergreifende, fallbezogene Kooperation (elektronischer Arztbrief)" zu verwenden (§ 291a Abs. 3 Nr. 3 SGB V).

Dass Ärztinnen und Ärzte bei digitalen Anwendungen mit den Pflegeheimen zusammenarbeiten, wird aus Mitteln des Ausgleichsfonds[6] der sozialen Pflegeversicherung temporär gefördert (§ 8 Abs. 8 SGB XI). Darüber hinaus wirken die Pflegekassen darauf hin, „dass die stationären Pflegeeinrichtungen Kooperationen mit niedergelassenen Einrichtungen eingehen", um die haus-, fach- und zahnärztliche Versorgung der Pflegebedürftigen zu sichern (§ 12 Abs. 2 SGB XI). „Stationäre Pflegeeinrichtungen haben einzeln oder gemeinsam bei entsprechendem Bedarf ... Kooperationsverträge mit dafür geeigneten vertragsärztlichen Leistungserbringern zu schließen" (§ 119b Abs. 1 SGB V). Die Kooperation ist seit 2019 verpflichtend gemäß Pflegepersonal-Stärkungsgesetz. Zuvor sollte sie freiwillig erfolgen.

Das Terminservice- und Versorgungsgesetz hat eine gemeinsame Servicestelle für die Vergabe von ambulanten Behandlungsterminen hervorgebracht, damit Patienten innerhalb von vier Wochen einen Arzttermin erhalten können[7]. Gegebenenfalls werden Krankenhauskapazitäten einbezogen. Der Service muss an 24 Stunden je Tag unter einer bundesweit einheitlichen Rufnummer erreichbar sein. Ein standardisiertes Ersteinschätzungsverfahren unterstützt,

---

[6] Der Ausgleichsfonds wird als Sondervermögen der sozialen Pflegeversicherung vom Bundesversicherungsamt verwaltet. In den Fonds fließen unter anderem Beiträge aus Rentenzahlungen, Überschüsse der Pflegekassen und vom Gesundheitsfonds überwiesene Beiträge der Versicherten (§ 65 Abs. 1 SGB XI).
[7] Für die psychotherapeutische Akutbehandlung gilt eine Frist von zwei Wochen.

32

dass Akutpatienten direkt an die medizinisch gebotene Versorgungsebene vermittelt werden. Die Servicestellen der Kassenärztlichen Vereinigungen „können in Kooperation mit den Landesverbänden der Krankenkassen und den Ersatzkassen betrieben werden und mit den Rettungsleitstellen der Länder kooperieren" (§ 75 Abs. 1a SGB V).

Zudem steht eine Reform der Notfallversorgung an, die die Stränge des ambulanten Bereitschaftsdienstes, der stationären Notaufnahme und des Rettungsdienstes der Länder zusammenführt. Ziel ist ein gemeinsames und nach Dringlichkeit gestuftes Notfall-Leitsystem, das sowohl über die bundeseinheitliche Nummer der Terminservicestellen als auch über die Notrufnummer des Rettungsdienstes erreicht werden kann. Integrierte Notfallzentren an ausgewählten Krankenhäusern sollen hinzukommen, um die Patienten in den für sie geeigneten Versorgungssektor zu leiten.

Rehabilitation

Hoch ist der Abstimmungsbedarf in der Rehabilitation, da hier je nach Leistung − ob medizinisch, beruflich, unterhaltssichernd, bildungsbezogen oder sozial (§ 5 SGB IX) − und der individuellen Berechtigung des Rehabilitanden unterschiedliche Träger in Betracht kommen (§ 6 SGB IX): Bundesagentur für Arbeit (SGB III), Krankenkassen (SGB V), Rentenversicherungsträger (SGB VI), Berufsgenossenschaften und Unfallkassen (SGB VII), Jugendhilfe (SGB VIII) sowie Träger der Eingliederungshilfe und Kriegsopferfürsorge. Die soziale Pflegeversicherung ist kein Rehabilitationsträger nach dem Neunten Sozialgesetzbuch, doch sie „erbringt vorläufige Leistungen zur medizinischen Rehabilitation, wenn eine sofortige Leistungserbringung erforderlich ist", um Pflegebedürftigkeit zu verhindern, zu mindern oder zu überwinden (§ 32 SGB XI).

Mit dem Bundesteilhabegesetz hat der Gesetzgeber das Neunte Sozialbuch grundlegend geändert und sich dabei an dem Konzept der Inklusion gemäß Behindertenrechtskonvention der Vereinten Nationen orientiert, die 2008 in

33

Kraft trat und ein Jahr später von Deutschland ratifiziert wurde. Inklusion erweitert den Begriff der Normalität. Demnach hat die Gesellschaft eine Bringschuld, Voraussetzungen zu schaffen, damit allen Bürgerinnen und Bürgern eine Teilhabe gleichermaßen möglich ist, statt einseitig von Menschen mit Behinderung Anpassung abzuverlangen.

Im Zuge der Reform ist unter anderem der Prozess der Antragsbewilligung als Teilhabeplanverfahren (§ 19 SGB IX) verbindlich strukturiert worden. Dies ist relevant, wenn mehrere Leistungsbereiche oder mehrere Träger beteiligt sind. Bei komplexen Leistungen können Teilhabeplankonferenzen durchgeführt werden, sofern der Leistungsberechtigte zustimmt (§ 20 SGB IX). Analog ist ein Gesamtplanverfahren samt möglicher Konferenz vorgesehen, wenn Menschen mit Behinderung Eingliederungshilfe beantragen (§§ 117ff SGB IX). Die Eingliederungshilfe, die einst im Zwölften Sozialgesetzbuch der Sozialhilfe verankert wurde, wird in das Neunte Sozialgesetzbuch überführt.

Die Leistungen der Rehabilitationsträger können statt als Sachleistung als Geldleistungen in Form eines persönlichen Budgets bewilligt werden, „um den Leistungsberechtigten in eigener Verantwortung ein möglichst selbstbestimmtes Leben zu ermöglichen" (§ 29 Abs. 1 SGB IX).

Richtlinien für bessere Qualität

Wie der Bedarf an Abstimmung und Kooperation durchzieht der Anspruch an Qualität die Sozialgesetze. Sowohl Arztpraxen und Krankenhäuser (§ 135a SGB V) als auch Einrichtungen der Pflege und Rehabilitation müssen ein internes Qualitätsmanagement vorhalten. Für stationäre Einrichtungen der Rehabilitation gilt zudem, dass ihr internes Qualitätsmanagement zertifiziert sein muss (§ 37 Abs. 2 SGB IX). Die grundsätzlichen Anforderungen, die erfüllt sein müssen, legen die Rehabilitationsträger – hier: Krankenkassen und die Träger der Unfallversicherung, Rentenversicherung, einschließlich der landwirtschaftlichen Sozialversicherung, und die Kriegsopferfürsorge – über die Bundesarbeitsgemeinschaft für Rehabilitation fest (§ 37 Abs. 3 SGB IX).

Die Vereinbarung beinhaltet ein Manual, in dem die Qualitätskriterien sowie die Vorgaben der externen Überprüfung und Zertifizierung dargelegt sind.

Ein internes Qualitätsmanagement wirkt idealerweise darauf hin, dass die Strukturen, Prozesse und Arbeitsabläufe innerhalb einer Einrichtung sowie an den Schnittstellen zu externen Einrichtungen, Kostenträgern und anderen Beteiligten bestmöglich organisiert sind, so dass die Zusammenarbeit möglichst reibungslos und effizient erfolgt und zu bestmöglichen Ergebnissen für die Patientinnen und Patienten führt. Den Aspekt der Zusammenarbeit möchte ich für die personalintensiven Gesundheitsdienste betonen, da die Leistungen rund um den Patienten häufig in multiprofessionellen Teams mit teils wechselnder Besetzung erbracht werden, die ein verlässliches und vertrauensvolles Zusammenspiel erfordern.

Pflegeeinrichtungen, Arztpraxen und Krankenhäuser müssen sich nicht eigens zertifizieren lassen, um für gesetzlich Versicherte tätig sein zu können, doch sind sie gleichfalls an rechtliche Vorgaben gebunden und müssen Daten für Qualitätsberichte bereitstellen. Die Richtlinien für die Pflegeversicherung entwickelt der GKV-Spitzenverband in Kooperation mit anderen Trägern und Spitzenverbänden[8]. Hierzu gehören die Richtlinie „zu den Anforderungen an das Qualitätsmanagement und die Qualitätssicherung für ambulante Betreuungsdienste" gemäß Elftem Sozialgesetzbuch (§ 112a Abs. 2 SGB XI) und die Richtlinie über „Maßstäbe und Grundsätze für die Qualität, die Qualitätssicherung und –darstellung sowie für die Entwicklung eines einrichtungsinternen Qualitätsmanagements" (§ 113 SGB XI).

Eine weitere Richtlinie regelt, anhand welcher Indikatoren der Medizinische Dienst die Qualität der vollstationär erbrachten Pflegeleistungen messen kann (§ 114 SGB XI), insbesondere den Pflegezustand der Bewohner. Dies im

---

[8] Je nach Richtlinie beteiligt sind z.B.: Bundesarbeitsgemeinschaft überörtlicher Sozialhilfeträger, Spitzenverband des Medizinischen Dienstes, Verband der privaten Krankenversicherung, kommunale Spitzenverbände, Vereinigungen der Träger von Pflegeeinrichtungen, Verbände der Pflegeberufe, Organisationen der Selbsthilfe, unabhängige Sachverständige.

Einzelfall zu prüfen, setzt die Einwilligung der Pflegebedürftigen voraus. Der Medizinische Dienst wird im Auftrag der Pflegekassen auf Landeebene oder für andere Belange im Auftrag der Krankenkassen tätig.

Mit dem Krankenhaus-Struktur-Gesetz 2015 hat der Gesetzgeber den Medizinischen Dienst damit betraut, Qualitätsprüfungen in Krankenhäusern durchzuführen (§ 137 Abs. 3 SGB V). Der G-BA hat hierzu die „MDK Qualitätskontroll-Richtlinie" beschlossen (§ 275a SGB V). Zuvor beschränkte sich die Prüfung auf Abrechnungen, die von den Krankenkassen beanstandet worden waren.

Die Qualität der Arztpraxen sowie die Leistungsabrechnungen prüfen die Kassenärztlichen Vereinigungen. Die Qualitätsprüfung erfolgt üblicherweise in Stichproben, kann aber auch anlassbezogen sein oder in Ausnahmefällen alle Praxen einschließen. Geprüft wird, ob Behandlungen erwartungsgemäß ablaufen und die Kriterien der Struktur- und Prozessqualität erfüllt sind.

Die „grundsätzlichen Anforderungen an ein einrichtungsinternes Qualitätsmanagement für Vertragsärztinnen und Vertragsärzte, Vertragspsychotherapeutinnen und Vertragspsychotherapeuten, medizinische Versorgungszentren, Vertragszahnärztinnen und Vertragszahnärzte sowie zugelassene Krankenhäuser" legt der G-BA in einer Richtlinie fest (§ 136 SGB V), d.h., sie richten sich an ambulante und stationäre Einrichtungen.

G-BA-Richtlinien zur Qualitätssicherung sollen aber nicht nur einheitlich für die Einrichtungen gelten, sondern „sind sektorenübergreifend zu erlassen, es sei denn, die Qualität der Leistungserbringung kann nur durch sektorenbezogene Reglungen angemessen gesichert werden" (§ 136a Abs. 2 SGB V). Es geht darum, die Versorgungsprozesse aus Sicht der Patienten und Patientinnen im Blick zu haben, wenn diese zunächst ambulant, dann stationär behandelt werden und die Nachsorge wieder ambulant erfolgt. Vertragsärzte und Krankenhäuser müssen sich „an einrichtungsübergreifenden Maßnahmen der Qualitätssicherung … beteiligen" (§ 135a Abs. 2 SGB V). Falls sie gegen

36

„wesentliche Qualitätsanforderungen" verstoßen, sind Sanktionen wie Vergütungsabschläge möglich (§ 137 SGB V).

Wenn Leistungsbereiche einer Arztpraxis einen besonderen Regelungsbedarf erfordern – zum Beispiel radiologische Diagnostik, Kernspinntomographie, Gelenkspiegelung –, für die der G-BA Kriterien zur Qualitätsbeurteilung festgelegt hat, ist die Qualitäts-Prüfungs-Richtlinie relevant (§135b Abs. 2 SGB V). Die Kassenärztlichen Vereinigungen können weitergehende Prüfungen vorsehen. Zusätzlich ermöglicht der Gesetzgeber, dass sie mit den Krankenkassen Qualitätszuschläge vereinbaren, die kostenneutral innerhalb des Gesamtbudgets finanziert werden müssen (§ 135b Abs. 4 SGB V).

Wenn neue Methoden und Verfahren geprüft werden (§ 135 SGB V), die erst noch finanziell bewertet werden müssen, gilt der Bundesmantelvertrag, den die Kassenärztliche Bundesvereinigung und der GKV-Spitzenverband schließen (§ 82 Abs. 1 SGB V). Dessen dritte Anlage regelt die Qualitätssicherung, denn mit der Honorierung können Fragen der Qualität verknüpft sein. Im Gesetz heißt es hierzu: „Für ärztliche und zahnärztliche Leistungen, welche wegen der Anforderungen an ihre Ausführung oder wegen der Neuheit des Verfahrens besonderer Kenntnisse und Erfahrungen (Fachkundenachweis), einer besonderen Praxisausstattung oder anderer Anforderungen an die Versorgungsqualität bedürfen, können die Partner der Bundesmantelverträge einheitlich entsprechende Voraussetzungen für die Ausführung und Abrechnung dieser Leistungen vereinbaren" (§ 135 Abs. 2 SGB V).

Darüber hinaus legt die Kassenärztliche Bundesvereinigung in einer eigenen Qualitätssicherungs-Richtlinie fest, welche Voraussetzungen in den Kassenärztlichen Vereinigungen auf Landesebene gegeben sein müssen, um eine kontinuierliche Qualitätsverbesserung in den Arztpraxen unterstützen zu können (§ 75 Abs. 7 SGB V). Zum Beispiel muss jede Kassenärztliche Vereinigung eine Geschäftsstelle Qualitätssicherung einrichten, die nicht nur prüft, ob Arztpraxen die Regeln einhalten, sondern auch informiert, berät und Qualitätszirkel betreut.

Kooperation vor Ort

Sowohl die Gesetze als auch die Vereinbarungen und Richtlinien, die konkretisieren wie die Gesetze umgesetzt werden, sind für die Einrichtungen der Gesundheitsversorgung bindend. Sie regeln die Regelversorgung der GKV-Versicherten. Darüber hinaus können die Arztpraxen, Krankenhäuser und Pflegeeinrichtungen besondere Verträge mit den Krankenkassen und Pflegekassen schließen, um die einrichtungs- und sektorenübergreifende Zusammenarbeit – in einer Region, für ein Krankheitsbild oder für eine Bevölkerungsgruppe – gezielt zu verbessern (§ 140a SGB V, § 92b SGB XI). Kassenärztlichen Vereinigungen, aber auch pharmazeutische Unternehmen und Hersteller von Medizinprodukten können Vertragspartner werden (§ 140a Abs. 3 SGB V).

Einen ähnlichen Ansatz verfolgen die strukturierten Behandlungsprogramme, die auch als Disease Management Programme, kurz DMP, bekannt sind (§ 137f SGB V). Allerdings beschränken sie sich auf Patienten mit bestimmten chronischen Erkrankungen, für die der G-BA nähere Regelungen getroffen hat, zum Beispiel Asthma bronchiale, koronare Herzerkrankungen, Depression, Diabetes mellitus Typ 1 und 2, chronischer Rückenschmerz.

Die Auswahlkriterien, welche Krankheiten für ein DMP in Betracht kommen können, sind im Fünften Sozialgesetzbuch vorgegeben. So ist relevant, wie häufig eine Krankheit auftritt und was deren Behandlung kostet, ob es evidenzbasierte Behandlungsleitlinien gibt und sektorenübergreifender Behandlungsbedarf besteht, ob eine Qualitätsverbesserung möglich ist und ob Patienten durch Eigeninitiative den Krankheitsverlauf beeinflussen können (§ 137f Abs. 1 SGB V).

Der Vertragsgestaltung sind ebenfalls Grenzen gesetzt, da sowohl die DMP-Anforderungen des G-BA als auch die des finanziellen Risikostrukturausgleichs zwischen den Krankenkassen (§ 266 Abs. 7 SGB V) einzuhalten sind.

Krankenkassen, die ihren Versicherten eine strukturierte Behandlung anbieten möchten, müssen beim Bundesamt für Soziale Sicherung, kurz BAS, einen Antrag stellen. Das Amt prüft, ob die Anforderungen eingehalten werden (§ 137g SGB V). Geprüft werden auch die Verträge, die die Krankenkassen mit den Kassenärztlichen Vereinigungen und den Leistungserbringern der Gesundheitsversorgung geschlossen haben, um ein DMP-Programm vor Ort durchzuführen. Ob sich die niedergelassenen Ärzte und Ärztinnen beteiligen, ist ihnen freigestellt. Wenn sie sich beteiligen, sind damit Auflagen verbunden, so erhöht sich der Aufwand für Koordination und Dokumentation. Der Mehraufwand wird extrabudgetär vergütet, d.h. außerhalb des Budgets für die Regelversorgung, das die Kassenärztlichen Vereinigungen und Krankenkassen auf Landesebene vereinbart haben (§ 87a SGB V).

„Für die Versicherten ist die Teilnahme freiwillig" (§ 137f Abs. 3 SGB V) und gleichfalls an Bedingungen geknüpft. Zum Beispiel sind die Patienten in ihrer freien Arztwahl (§ 76 SGB V) eingeschränkt und müssen einwilligen, dass Daten erhoben und an ihre Krankenkasse weitergeleitet werden. Gemäß DMP-Richtlinie des G-BA können auch Befunddaten dazu gehören. Die administrativen und medizinischen Daten fließen in pseudonymisierter Form in die Bewertung der Programme ein, um festzustellen, welche Auswirkung die Programme auf die Versorgung haben (§ 137f Abs. 2 Nr. 6 SGB V).

Transparenz ist im Prinzip vorhanden: Sowohl die Gesetze, Richtlinien und Vereinbarungen als auch die Evaluationsberichte der DMP-Programme, die Qualitätsberichte der stationären Eirichtungen und die Präventionsberichte der Nationalen Präventionskonferenz sind via Internet öffentlich zugänglich.

3.3 Einfluss der Kommunen

Die Selbstverwaltungsorgane der Krankenkassen, Vertragsärzte und zugelassenen Krankenhäuser gestalten die kurative Gesundheitsversorgung im GKV-System, teils sind weitere Verbände und die Länder beteiligt. Die Aufgaben der Kommunen und ihrer Spitzenverbände liegen primär im Bereich der Prävention und Gesundheitsförderung. Der gesetzliche Auftrag ergibt sich aus den Gesetzen für den öffentlichen Gesundheitsdienst, die auf Landesebene geschlossen werden. Mit beratender Stimme nehmen die kommunalen Spitzenverbände an der Nationalen Präventionskonferenz teil.

Im weiteren Sinne lassen sich die kommunalen Aufsichtspflichten ebenfalls der Prävention zuordnen. Zum Beispiel prüfen die Gesundheitsämter, ob Hygienevorschriften in den Gesundheitseinrichtungen eingehalten werden, damit Patienten, Pflegebedürftige und Beschäftigte vor der Übertragung von Krankheitserregern bestmöglich geschützt sind.

Gesundheitsamt

Treten schwerwiegende Infektionskrankheiten wie Masern, Diphterie – oder bei Verdacht, dass diese vorliegen könnten, – oder treten andere bedrohliche Krankheiten auf oder werden ansteckungsverdächtige Verletzungen durch Tierkontakt bekannt oder besteht der Verdacht, dass Impfschäden oder mikrobiell bedingte Lebensmittelvergiftungen vorliegen, muss das dem Gesundheitsamt gemeldet werden (§6 IfSG). Gleiches gilt, wenn im Labor bestimmte Krankheitserreger nachgewiesen werden, zum Beispiel Ebolavirus, Hepatitis-Virus, Salmonella (§ 7 Abs. 1 IfSG) und seit Februar 2020 das neuartige Coronavirus. Die Meldepflicht bezieht sich hier primär auf die Leiter der Untersuchungsstellen. Ansonsten sind alle feststellenden Ärzte, aber auch andere Angehörige von Heil- und Pflegeberufen sowie Leiter von Gemeinschaftseinrichtungen und Heilpraktiker meldepflichtig (§ 8 IfSG).

Die Meldungen sind Grundlage für bevölkerungsbezogene Schutzmaßnahmen. Sie müssen, von den Gesundheitsämtern an die zuständige Landesbehörde und schließlich an das Robert Koch-Institut, kurz RKI, übermittelt werden (§ 11 IfSG). Das Bundesinstitut für Infektionskrankheiten und nicht übertragbare Krankheiten ist als selbstständige Bundesbehörde im Geschäftsbereich des Bundesministeriums für Gesundheit, kurz BMG, angesiedelt. Es ist eine der Nachfolgeeinrichtungen des 1994 aufgelösten Bundesgesundheitsamtes. Ob es auf Landesebene ein Gesundheitsamt oder bevölkerungsmedizinisches Institut gibt oder die Aufgabe einer anderen Behörde obliegt, wird je nach Bundesland unterschiedlich gehandhabt.

Die Landesgesetze für den öffentlichen Gesundheitsdienst weisen den Kommunen neben der Prävention, Aufsicht und Statistik eine koordinierende Funktion zu. Finden kommunale Gesundheitskonferenzen statt, lädt das Gesundheitsamt verschiedene Akteure ein, die für die ortsnahe Versorgung relevant sind, – von Vertretern der Ärzte und anderen Gesundheitstätigen über Patientenorganisationen bis zu regionalen Vertretern der Kostenträger – um eine breite Sicht auf lokale Herausforderungen zu gewinnen, Akzeptanz für die erarbeiteten Empfehlungen zu schaffen und damit die Chance auf Umsetzung zu erhöhen.

Das Themenspektrum ist in der Regel breit gefächert, von Angeboten der Gesundheitsförderung und Beratung bis zu Konzepten für die Versorgung, um soziale und regionale Ungleichheiten abzufedern. Manche Kommunen unterstützen die Niederlassung von Vertragsärzten, indem sie die Miete für Praxisräume bezuschussen oder Förderprogramme des Landes und / oder der Kassenärztlichen Vereinigung bekannt machen. Andere setzen sich im Zusammenspiel mit den Selbstverwaltungsorganisationen dafür ein, dass „Modellvorhaben zur Weiterentwicklung der Verfahrens-, Organisations-, Finanzierungs- und Vergütungsformen der Leistungserbringung" durchgeführt werden (§ 63 SGB V), die sich auf ein konkretes Problem vor Ort beziehen.

Dass die Kommunen, vor allem Gesundheitsämter und Jugendhilfe, an Modellvorhaben zur Gesundheitsförderung gemäß Landesrahmenvereinbarung zur Umsetzung der nationalen Präventionsstrategie teilnehmen sollen, ist im Fünften Sozialgesetzbuch festgeschrieben (§§ 20f Abs. 2, 20g SGB V). Naheliegend wäre dies ebenfalls für die Beteiligung an „Modellvorhaben zur Versorgung psychisch kranker Menschen" (§ 64b SGB V), da die Kommunen Teil einer gemeindepsychiatrischen Versorgung sind, bei der ambulante, stationäre und komplementäre Versorgung ineinandergreifen.

Zu den Aufgaben des Sozialpsychiatrischen Dienstes im Gesundheitsamt gehören Krisenintervention, Sprechstunden, Hausbesuche und Einweisung bei Selbst- oder Fremdgefährdung. Sie sind in den Landesgesetzen über Hilfen und zum Schutz psychisch erkrankter Menschen verankert.

Das Gesundheitsamt erbringt keine kurativen Leistungen. Trotzdem können die Kommunen Einfluss auf die medizinische Versorgung nehmen, der über die traditionell verankerten Aufsichtspflichten und das Betreiben eines kommunalen Krankenhauses hinausgeht. Seit 2011 dürfen sie Medizinische Versorgungszentren, kurz MVZ, gründen (§ 95 Abs. 1a SGB V). Zudem können Kommunen an der vertragsärztlichen Versorgung mit Zustimmung der Kassenärztlichen Vereinigung teilnehmen, „wenn eine Versorgung auf andere Weise nicht sichergestellt werden kann" (§ 105 Abs. 5 SGB V).

Krankenhäuser in öffentlicher Hand

Als Träger von psychiatrischen Fachkrankenhäusern sind die Länder bzw. Landschaftsverbände direkt an der Gesundheitsversorgung beteiligt. Die Landeskrankenhäuser werden in der Regel in einer öffentlich-rechtlichen Unternehmensform betrieben, entweder als Körperschaft oder Anstalt des öffentlichen Rechts oder als rechtlich unselbstständiger LHO-Betrieb nach Landeshaushaltsordnung. Sie versorgen mehr als die Hälfte der psychiatrischen Patienten. Daneben gibt es kleinere Häuser in privater und freigemeinnütziger Trägerschaft. Sie stellen etwa 70 Prozent aller 285 Häuser „mit ausschließlich psychiatrischen, psychotherapeutischen oder psychiatrischen, psychotherapeutischen und neurologischen und / oder geriatrischen Betten" [GBE Bund 2017].

Kommunale Allgemeinkrankenhäuser der Grund- und Regelversorgung — teils mit medizinischen Schwerpunkten von überregionaler Bedeutung — werden kaum noch als Regie- oder Eigenbetrieb der Verwaltung oder als selbstständig öffentlich-rechtliches Unternehmen geführt. Viele Häuser sind in eine privat-rechtliche Unternehmensform überführt worden, oft in eine Gesellschaft mit beschränkter Haftung. Aktiengesellschaften in kommunaler Trägerschaft sind ebenfalls möglich. Ob eine Kommune der alleinige Eigner bleibt oder freigemeinnützige und private Träger beteiligt, wird unterschiedlich gehandhabt. Zu klären ist, welcher Träger bei der jeweiligen Kooperation mehr als die Hälfte der Anteile hält und damit die Geschicke des Krankenhauses lenkt.

Die meisten der rund 1600 Allgemeinkrankenhäuser werden von privaten und freigemeinnützigen Trägern betrieben. In öffentlicher Trägerschaft sind knapp 30 Prozent. Dies sind überwiegend Häuser mit mehr als 200 und Großkliniken mit mehr als 500 Betten, während in privater Trägerschaft meist kleine Häuser mit weniger als 100 Betten sind. Für alle gilt, dass sie in dem Krankenhausplan der Länder aufgenommen sein müssen – sofern es keine Hochschulkliniken oder Häuser mit Versorgungsauftrag sind (§ 108 SGB V)[9] -, um im GKV-System tätig werden zu können. Als Plankrankenhaus können sie Landesfördermittel für Investitionen beanspruchen (§ 8 KHG).

Das Land plant die stationäre Versorgung (§ 6 Abs. 1 KHG). Allerdings werden nach Landesrecht – auf Basis der Landeskrankenhausgesetze – üblicherweise die Krankenhausgesellschaften, Krankenkassenverbände und kommunalen Spitzenverbände einbezogen. Des Weiteren stimmen die Länder ihre Planung mit den Erfordernisse nach dem Elften Sozialgesetzbuch ab, um insbesondere „Krankenhäuser von Pflegefällen zu entlasten und dadurch entbehrlich werdende Teile eines Krankenhauses nahtlos in wirtschaftlich selbständige ambulante oder stationäre Pflegeeinrichtungen umzuwidmen" (§ 6 Abs. 3 KHG).

Es gilt den Versorgungsbedarfen einer älter werdenden Gesellschaft Rechnung zu tragen. Auch deswegen ist mit der Reform der Krankenhausversorgung 2015 ein neuer – befristeter - Fördermechanismus geschaffen worden. So dienen die zusätzlichen Finanzmittel, die über die Länder und den

---

[9] Über 80 Prozent der Allgemeinkrankenhäuser sind Plankrankenhäuser, gut fünf Prozent sind Hochschulkliniken oder haben einen Versorgungsauftrag. Rund zehn Prozent sind nicht zur GKV-Versorgung zugelassen.

Gesundheitsfonds[10] (§ 271 SGB V) bereitgestellt werden, auch dem Zweck, Krankenhäuser in nicht akutstationäre örtliche Versorgungseinrichtungen umzuwandeln und palliative Versorgungsstrukturen zu fördern. Darüber hinaus werden die Mittel benötigt, um - angesichts hochspezialisierter Diagnostik und Behandlungsverfahren, die nicht nur kostenintensiv sind, sondern auch spezialisiertes Fachpersonal erfordern – Krankenhausstandorte zu konzentrieren und Überkapazitäten in Ballungszentren abzubauen. (§ 12 Abs. 1 KHG)

Pflege – koordinieren und beraten

Im Pflegesektor dominieren freigemeinnützige und private Träger, die zusammen rund 95 Prozent der 14.500 zur Versorgung zugelassenen Pflegeheime und nahezu alle der über 14.000 zugelassenen ambulanten Pflegedienste betreiben (§ 72 SGB XI) [2017]. Den Kommunen obliegt die Aufsicht. Außerdem übernehmen sie koordinierende Aufgaben mit Blick auf die pflegerische Versorgung vor Ort. Auf kommunaler Ebene, in den Städten und Landkreisen, organisieren die Sozialämter – selten Gesundheitsämter – Pflegekonferenzen, um Probleme zu identifizieren und tragfähige Lösungen gemeinsam zu entwickeln.

Das Elfte Sozialgesetzbuch betont die gemeinsame Verantwortung. „Die pflegerische Versorgung ist eine gesamtgesellschaftliche Aufgabe. Die Länder, die Kommunen, die Pflegeeinrichtungen und die Pflegekassen wirken unter Beteiligung des Medizinischen Dienstes eng zusammen, um eine leistungsfähige, regional gegliederte, ortsnahe und aufeinander abgestimmte

---

[10] Über den Gesundheitsfonds (§ 271 SGB V) werden die eingezahlten Krankenkassenbeiträge samt staatlichem Zuschuss zunächst gebündelt und dann nach Anzahl, Alter und Geschlecht der Versicherten wieder auf die Kassen verteilt. Berücksichtig wird außerdem, ob die Versicherten eine Erwerbsminderungsrente beziehen und ob behandlungs- und kostenintensive Erkrankungen vorliegen. Der morbiditätsorientierte Risikostrukturausgleichs unter den Krankenkassen, kurz Morbi-RSA, soll verhindert, dass Kassen aufgrund kranker Versicherter Nachteile entstehen.

44

ambulante und stationäre pflegerische Versorgung der Bevölkerung zu gewährleisten" (§ 8 Abs. 1 und 2 SGB XI).

Hierzu tragen die Landespflegeausschüsse mit gemeinsamen Empfehlungen zur Pflegeversicherung bei (§ 8a Abs. 1 SGB XI). Darüber hinaus können die Länder seit 2017 sektorenübergreifende Ausschüsse einrichten (§ 8a Abs. 2 SGB XI), an denen neben den Pflegekassen auch Krankenkassen, die Kassenärztliche Vereinigung und die Landeskrankenhausgesellschaft beteiligt sind. Welche weiteren Organisationen vertreten sind, zum Beispiel Träger von Pflegeeinrichtungen und Selbsthilfeorganisationen, und ob das Gremium in den Landespflegeausschuss oder in das Gemeinsame Landesgremium nach § 90a SGB V integriert wird oder ob, soweit erforderlich, die Abstimmung mit dem 90a-Gremium auf andere Weise herbeigeführt wird, regeln die Länder.

Außerdem stärkt das dritte Pflegestärkungsgesetz die Möglichkeit, dass die Länder regionale Pflegekonferenzen einrichten, an denen sich dann die Pflegekassen beteiligen müssen. „Sofern nach Maßgabe landesrechtlicher Vorschriften regionale Ausschüsse insbesondere zur Beratung über Fragen der Pflegeversicherung in Landkreisen und kreisfreien Städten eingerichtet worden sind, entsenden die Landesverbände der Pflegekassen Vertreter in diese Ausschüsse und wirken an der einvernehmlichen Abgabe gemeinsamer Empfehlungen mit" (§ 8a Abs. 3 SGB XI).

Die Landesausschüsse sind primär beratend tätig. Sie beraten zum Beispiel, wie die pflegerischen Versorgungsstrukturen weiterentwickelt werden können, sowie zu Fragen der Pflegeversicherung, zum Betrieb und zur Finanzierung der Einrichtungen. Ihre Empfehlungen müssen einvernehmlich sein und sollen berücksichtigt werden, wenn die Pflegekassen und Pflegeeinrichtungen bzw. deren Organisationen Verträge zur Versorgung und deren Rahmen oder zur Vergütung abschließen.

Vor Ort hat sich das Handlungsfeld der Kommunen erweitert. Die Träger der örtlichen und überörtlichen Sozialhilfe leisten bereits nach dem Zwölften Sozialgesetzbuch Hilfen für Pflegebedürftige (§ 63 SGB XII) und andere

Menschen in besonderen Lebenslagen (§§ 70-73 SGB XII), sofern diese finanziell bedürftig sind und die Leistungen nicht über die Sozialversicherung – oder andere Träger und Unterhaltspflichtige – abgedeckt sind (§ 2 SGB XII). Nun können sie von den Pflege- und Krankenkassen fordern, mit ihnen eine Vereinbarung zur Errichtung eines Pflegestützpunktes abzuschließen (§ 7c Abs. 1a SGB XI), um Finanzen, Organisation und Inhalte zu klären, wenn es die zuständige oberste Landesbehörde bestimmt. Die Möglichkeit besteht seit 2017 und ist bis Ende 2021 befristet.

Die Stützpunkte sind sowohl beratend als auch koordinierend tätig und stimmen die pflegerischen und sozialen Versorgungs- und Betreuungsangebote aufeinander ab (§ 7c Abs. 2 SGB XI). Die Beratung richtet sich an Pflegebedürftige – oder auf Wunsch stattdessen an eine nahestehende Person, – die sich über finanzielle und sonstige Hilfen informieren möchten (§ 7a SGB XI).

4. Über die Therapie entscheiden

4.1 Behandlungsleitlinien

Die Leistungen im GKV-System „haben dem allgemein anerkannten Stand der medizinischen Erkenntnisse zu entsprechen und den medizinischen Fortschritt zu berücksichtigen" (§ 2 Abs. 1 SGB V). Und „die Krankenkassen und die Leistungserbringer haben eine bedarfsgerechte und gleichmäßige, dem allgemein anerkannten Stand der medizinischen Erkenntnisse entsprechende Versorgung der Versicherten zu gewährleisten" (§ 70 Abs. 1 SGB V). Den Rahmen setzt das Wirtschaftlichkeitsgebot (§ 12 SGB V).

Um auf dem aktuellen Stand zu bleiben, müssen sich Ärztinnen und Ärzte regelmäßig fortbilden und dies gegenüber der für sie zuständigen Landesärztekammer nachweisen (§§ 95d, 136b Abs. 1 SGB V). Gleiches gilt für Psychotherapeuten, die zur ambulanten Versorgung zugelassen sind oder im Krankenhaus arbeiten. Sie müssen den Nachweis gegenüber ihrer Psychotherapeutenkammer erbringen.

Dies ist auch aus dem Blickwinkel der Qualitätssicherung relevant, denn „die Leistungen müssen dem jeweiligen Stand der wissenschaftlichen Erkenntnisse entsprechen und in der fachlich gebotenen Qualität erbracht werden" (§ 135a Abs. 1 SGB V). Unter Umständen kann die Behandlung in einem EU-Mitglieds- oder Vertragsstaat erfolgen, wenn nur dort „eine dem allgemein anerkannten Stand der medizinischen Erkenntnisse entsprechende Behandlung einer Krankheit" möglich ist (§ 13 Abs. 4 SGB V). Auch eine Behandlung außerhalb der Europäischen Union kann in Betracht kommen (§ 18 Abs. 1 SGB V).

Umgekehrt gilt, dass der G-BA Leistungen „einschränken oder ausschließen kann, wenn nach allgemein anerkanntem Stand der medizinischen Erkenntnisse der diagnostische oder therapeutische Nutzen, die medizinische Notwendigkeit oder die Wirtschaftlichkeit nicht nachgewiesen sind" (§ 92 Abs. 1 SGB V). Die Beschlüsse zum GKV-Leistungskatalog stützen sich auf Analysen und Bewertungen des Instituts für Wirtschaftlichkeit und Qualität im

Gesundheitswesen, kurz IQWiG (§ 139a SGB V), einem wissenschaftlichen Institut, das ausschließlich im Auftrag des G-BA oder des Bundesministeriums für Gesundheit arbeitet, aber auch eigenen Fragestellungen nachgehen darf.

Einen Wissensfundus, ob eine Behandlung dem allgemein anerkannten medizinischen Stand entspricht, bieten evidenzbasierte Behandlungsleitlinien. Sie werden von Ärzten und Ärztinnen der medizinischen Fachgesellschaften erarbeitet und enthalten Empfehlungen von unterschiedlicher Intensität – „stark empfohlen", „empfohlen", „kann erwogen werden", „nicht empfohlen" – zur Diagnostik und Therapie einer Erkrankung.

Von der Planung bis zur Publikation im Portal der Arbeitsgemeinschaft der Wissenschaftlichen Medizinischen Fachgesellschaften, kurz AWMF, der rund 180 Gesellschaften angehören, können mehrere Jahre vergehen. Die Dauer hängt wesentlich davon ab, ob eine Leitlinie zu einem Krankheitsbild erstmals entwickelt oder überarbeitet wird und welches Niveau sie haben soll. Die erste Stufe steht für Handlungsempfehlungen, auf die sich Experten in einem informellen Verfahren geeinigt haben. Die höchste Stufe (S3) kennzeichnet evidenz- und konsensbasierte Leitlinien, die eine repräsentative Expertengruppe auf Basis einer systematischen Recherche und Literaturbewertung in einem strukturierten Prozess der Konsensfindung entwickelt hat.

Medizinische Evidenz liegt im Allgemeinen vor, wenn klinische Studien mit hoher Aussagekraft zugrunde gelegt werden können, die – bis zu einem gewissen Grad – Rückschlüsse auf andere gleicherkrankte Patienten zulassen, die nicht an der Studie teilgenommen haben. Die systematische Bewertung der Studienergebnisse in den Leitlinien soll die behandelnden Ärzte und Ärztinnen bei ihren Empfehlungen und Entscheidungen unterstützen, nicht deren Therapiefreiheit einschränken.

Die Therapiefreiheit ist als Teil der allgemeinen ärztlichen Berufspflichten in der Musterberufsordnung für Ärzte verankert, die als Berufsordnung der Landesärztekammern rechtskräftig wird. Dort heißt es: „Ärztinnen und Ärzte üben ihren Beruf nach ihrem Gewissen, den Geboten der ärztlichen Ethik und der Menschlichkeit aus. ... Sie haben dabei ihr ärztliches Handeln am Wohl der Patientinnen und Patienten auszurichten." (§ 2 Abs. 1 und 2 MBO) Zudem müssen sie den „anerkannten Stand der medizinischen Erkenntnisse" beachten, um ihren Beruf gewissenhaft ausüben zu können (§ 2 Abs. 3 MBO).

Evidenzbasierte Leitlinien und der anerkannte medizinische Kenntnisstand überschneiden sich, sind aber nicht identisch. Ärzte müssen daher prüfen, ob die Behandlungsleitlinie den individuellen Erfordernissen ihrer Patienten „gemäß anerkanntem Stand der medizinischen Erkenntnisse" entspricht oder ob es zum Wohle des Patienten wäre, von den Empfehlungen abzuweichen, zum Beispiel wenn der Patient oder die Patientin mehrfach erkrankt ist und die Leitlinie hierzu keine Aussage trifft.

Wenn für ein Krankheitsbild eine Behandlungsleitlinie existiert, doch der Arzt dem Patienten zu einer abweichenden Therapie rät, muss er dies begründen und dokumentieren, um nicht zuletzt im Falle von Rechtsstreitigkeiten schlüssig darlegen zu können, warum er von den Empfehlungen der Behandlungsleitlinie abgewichen ist. Knapp 200 Leitlinien der höchsten Stufe (S3) und rund 250 evidenzbasierte Leitlinien ohne Expertenkonsens (S2k), der zweithöchsten Stufe, liegen vor. Die Bedeutung der Leitlinien lässt sich aus dem Fünften Sozialgesetzbuch herauslesen, zum Beispiel anhand der Anforderungen an die hausarztzentrierte Versorgung.

Patienten, die den Hausarzt-Wahltarif (§ 53 Abs. 3 SGB V) ihrer Krankenkasse in Anspruch nehmen, müssen sich zunächst an ihren Hausarzt wenden, bevor sie einen Facharzt konsultieren (§ 73b Abs. 3 SGB V). Dies bedingt Verträge, die die Krankenkassen mit den Hausärzten einer Region oder deren Vertragsgemeinschaften schließen. „Dabei ist sicherzustellen, dass die hausarztzentrierte Versorgung ... Anforderungen genügt, die über ... die geregelten Anforderungen ... hinausgehen" (§ 73b Abs. 2 SGB V). D.h., die hausarztzentrierte Versorgung soll besser sein, als es die Regelungen des G-BA und die Bundesmantelverträge sonst für die allgemeine hausärztliche

Versorgung vorsehen. So muss unter anderem sichergestellt werden, dass „die Behandlung nach für die hausärztliche Versorgung entwickelten, evidenzbasierten, praxiserprobten Leitlinien" erfolgt (§ 73b Abs. 2 SGB V).

Bei der Entscheidung, welche chronischen Krankheiten für strukturierte Behandlungsprogramme gewählt werden können, ist die „Verfügbarkeit von evidenzbasierten Behandlungsleitlinien" ein Auswahlkriterium (§ 137f Abs. 1 SGB V). Die Vorgaben, die der G-BA zu den DMP-Programmen trifft, müssen „Anforderungen an die Behandlung nach dem aktuellen Stand der medizinischen Wissenschaft unter Berücksichtigung von evidenzbasierten Leitlinien oder nach der jeweils besten, verfügbaren Evidenz sowie unter Berücksichtigung des jeweiligen Versorgungssektors" beinhalten (§ 137f Abs. 2 SGB V). Zu den Aufgaben des Instituts für Wirtschaftlichkeit und Qualität im Gesundheitswesen, kurz IQWiG, gehört es, die erstellten „evidenzbasierten Leitlinien für die epidemiologisch wichtigsten Krankheiten" zu bewerten (§ 139a Abs. 3 SGB V).

Optional fließen die Behandlungsleitlinien in die Richtlinien zur ärztlichen Behandlung ein, in denen der G-BA das „Nähere über psychotherapeutisch behandlungsbedürftige Krankheiten" regelt. Hierbei kann er „leitliniengerecht den Behandlungsbedarf konkretisieren" (§ 92 Abs. 6a SGB V). Ferner kann der G-BA in der Richtlinie über „eine berufsgruppenübergreifende, koordinierende und strukturierte Versorgung, insbesondere für schwer psychisch kranke Versicherte mit einem komplexen psychiatrischen oder psychotherapeutischen Behandlungsbedarf, ... Regelungen treffen, die diagnoseorientiert und leitliniengerecht den Behandlungsbedarf konkretisieren" (§ 92 Abs. 6b SGB V).

Standards in der Pflege

Als Pendant zu den Behandlungsleitlinien in der Medizin könnten die Expertenstandards in der Pflege angesehen werden, denn sie tragen dazu bei, den „allgemein anerkannten Stand der medizinisch-pflegerischen

Erkenntnisse" zu konkretisieren (§ 113a SGB XI). Ihrer Entwicklung liegt gleichfalls ein methodisch-strukturiertes Verfahren zugrunde. Doch münden sie weniger in einer Entscheidungshilfe, auf welche Weise ein Mensch gepflegt werden sollte, sondern bilden den Rahmen für strukturelle und prozessuale Verbesserungen der pflegerischen Versorgung. Dass Expertenstandards entwickelt werden müssen, um die Qualität in der Pflege zu sichern und weiterzuentwickeln, gibt der Gesetzgeber vor. Hingegen werden Behandlungsleitlinien im Fünften Sozialgesetzbuch zwar beachtet, doch nicht in Auftrag gegeben.

Die Spitzenorganisationen der Pflegekassen, überörtlichen Sozialhilfeträger, Kommunen und Pflegeeinrichtungen „stellen die Entwicklung und Aktualisierung wissenschaftlich fundierter und fachlich abgestimmter Expertenstandards zur Sicherung und Weiterentwicklung der Qualität in der Pflege sicher. ... Dabei ist das Ziel, auch nach Eintritt der Pflegebedürftigkeit Leistungen zur Prävention und zur medizinischen Rehabilitation einzusetzen, zu berücksichtigen" (§ 113a Abs. 1 SGB XI). Bei der Themenfindung sind auch der Medizinische Dienst, die private Krankenversicherung, Pflegeberufe, Selbsthilfe und unabhängige Sachverständige einbezogen. Gleiches gilt für die grundlegenden Vereinbarungen über „Maßstäbe und Grundsätze für die Qualität, Qualitätssicherung und Qualitätsdarstellung in der ambulanten und stationären Pflege sowie für die Entwicklung eines einrichtungsinternen Qualitätsmanagements, das auf eine stetige Sicherung und Weiterentwicklung der Pflegequalität ausgerichtet ist" (§ 113 Abs. 1 SGB XI).

Expertenstandards liegen unter anderem für die Dekubitusprophylaxe, das Entlassungsmanagement, Schmerzmanagement, Harninkontinenz, Förderung der physiologischen Geburt, Pflege von Menschen mit Demenz, Mobilität und die Sturzprophylaxe vor. Ebenso wie die Richtlinien des G-BA sind die Standards „im Bundesanzeiger zu veröffentlichen. Sie sind für alle Pflegekassen und deren Verbände sowie für die zugelassenen Pflegeeinrichtungen unmittelbar verbindlich" (§ 113a Abs. 3 SGB XI). Des

Weiteren verpflichtet das Gesetz die Vertragsparteien, „die Einführung der Expertenstandards in die Praxis" zu unterstützen (§ 113a Abs. 3 SGB XI).

4.2 Shared Decision Making

Durch Ausbildung, Studium und aufgrund ihrer berufspraktischen Erfahrungen haben Ärzte, Therapeuten und Pflegekräfte einen Wissensvorsprung gegenüber den Patienten und Pflegebedürftigen und gelernt, deren Bedarfe einzuschätzen. Sie relativieren die Dringlichkeit der geäußerten Bedürfnisse, indem sie einen Bezug zu anderen Menschen herstellen, die ebenfalls Hilfe benötigen.

Sie können sich den Anliegen der Menschen mit professioneller Distanz zuwenden und sollen – unter Beachtung des aktuellen Kenntnisstands ihrer Profession, gestützt durch Entscheidungshilfen – nach bestem Wissen und Gewissen ihren Patienten bzw. Pflegebedürftigen eine geeignete Therapie und andere Maßnahmen empfehlen. Ob sich die Patienten danach richten, zeigt sich in der Regel erst später. Aus Studien, die untersuchen, ob Patienten die verordneten Medikamente tatsächlich und in der vorgesehenen Dosierung einnehmen, ist das Problem der mangelnden Therapietreue bekannt.

Eine gemeinsame Entscheidungsfindung ist im Allgemeinen effektiver als ein professioneller Ratschlag, wenngleich dies – wie bei jeder Konsensfindung üblich – Zeit für Gespräche und Nachfragen bedingt. Das Konzept des Shared Decision Making, der partizipativen Entscheidungsfindung, basiert darauf, dass sich Arzt und Patient auf Augenhöhe begegnen. Der Patient ist Experte in eigener Sache. Er weiß um sein Befinden, seine Lebensumstände, Vorlieben, kulturellen Wertvorstellungen und seinen Umgang mit Gesundheit und Krankheit. Der Arzt weiß um typische Krankheitsverläufe, Chancen und Risiken einer Behandlung und um mögliche Alternativen. Dieses Wissen gilt es im Gespräch, auf den konkreten Einzelfall zu beziehen und einen Weg aufzuzeigen, der für den Patienten, die Patientin gangbar ist.

Die partizipative Vorgehensweise entspricht dem Patientenrecht. „Behandler und Patienten sollen zur Durchführung der Behandlung zusammenwirken. Der Behandelnde ist verpflichtet, dem Patienten in verständlicher Weise zu Beginn der Behandlung und soweit erforderlich, in deren Verlauf sämtliche für die Behandlung notwendigen Umstände zu erläutern, insbesondere die Diagnose, die voraussichtliche gesundheitliche Entwicklung, die Therapie und die nach der Therapie zu ergreifenden Maßnahmen" (§ 630c Abs. 1 und 2 BGB).

Wenn ein medizinischer Eingriff durchgeführt werden soll, müssen Patienten vorab einwilligen (§ 630d BGB), denn ein Eingriff in den Körper, ob Impfung oder Operation, steht dem Recht auf Selbstbestimmung und körperliche Unversehrtheit entgegen (Art. 2 Abs. 2 GG). Dass sie in eine ambulante Behandlung einwilligen, ist mit Abgabe ihrer elektronischen Gesundheitskarte in der Arztpraxis grundsätzlich gegeben. Im Falle einer stationären Behandlung erfolgt die Einwilligung in der Regel schriftlich.[11]

Zwingend notwendig ist die Aufklärung vorab. „Dazu gehören insbesondere Arzt, Umfang, Durchführung, zu erwartende Folgen und Risiken der Maßnahme sowie ihre Notwendigkeit, Dringlichkeit, Eignung und Erfolgsaussichten im Hinblick auf die Diagnose und Therapie. Bei der Aufklärung ist auch auf Alternativen zur Maßnahme hinzuweisen, wenn mehrere medizinisch gleichermaßen indizierte und übliche Methoden zu wesentlich unterschiedlichen Belastungen, Risiken oder Heilungschancen führen können." (§ 630e Abs. 1 BGB)

Die Patientenrechte legen eine partizipative Entscheidungsfindung nah. Shared Decision Making ist aber mehr als die bloße Einhaltung von Rechtsvorschriften. Es geht um die Haltung gegenüber den Patienten, die Ärzte und andere professionell Tätige im Gesundheitswesen einnehmen. Gilt der Patient als unmündig und unwissend, als zahlender Kunde oder als gleichwertiger Partner bei der Suche nach der bestmöglichen Lösung für sein Gesundheitsproblem?

---

[11] Ausnahmen gelten im medizinischen Notfall.

Grundlage ist und bleibt das Vertrauen zwischen Arzt und Patient. Ist dieses zerrüttet, kann nicht nur der Patient den Arzt wechseln, sondern darf auch ein Arzt den Behandlungsvertrag kündigen. Die „fristlose Kündigung bei Vertrauensstellung" regelt das Bürgerliche Gesetzbuch (§ 627 BGB). Gleichfalls beinhaltet die Musterberufsordnung, dass „von Notfällen oder besonderen rechtlichen Verpflichtungen abgesehen … Ärztinnen und Ärzte frei [sind], eine Behandlung abzulehnen" (§ 7 Abs. 2 MBO).

4.3 Fragen der Abrechnung

Mehr als eine Milliarde Euro pro Tag gibt die Bevölkerung für die Gesundheit in Deutschland aus, rund 400 Milliarden Euro im Jahr. Das Gros der Ausgaben wird über die Sozialversicherungsbeiträge aufgebracht. Allein die Krankenkassen finanzieren fast 60 Prozent der Kosten, die Pflegekassen knapp 10 Prozent, private Krankenversicherungen etwas weniger und private Haushalte etwa 13 Prozent, einschließlich der privaten Organisationen ohne Erwerbszweck, zum Beispiel Vereine und Stiftungen. Das Geld wird fast ausschließlich für die laufenden Gesundheitsausgaben gebraucht, vor allem für pflegerisch-therapeutische Leistungen, für ärztliche Leistungen und für Gesundheitswaren wie Medikamente, Hilfsmittel und Zahnersatz. Die Leistungen für Prävention und Gesundheitsschutz liegen bei drei Prozent. Krankenhausinvestitionen der Länder (§ 8 KHG) schlagen kaum zu Buche.

Für gesetzlich Versicherte gilt das Sachleistungsprinzip. „Die Versicherten erhalten die Leistungen [in der Regel] als Sach- und Dienstleistung" (§ 2 Abs. 2 SGB V). Anders als Privatversicherte erhalten sie keine Arztrechnung, die sie begleichen müssen und zwecks Kostenerstattung bei ihrer Versicherung einreichen können. Stattdessen bedingt das Sachleistungsprinzip, dass die Krankenkassen Verträge mit den Leistungserbringern abschließen, in denen deren Finanzierung geregelt wird. Vertragsärzte rechnen über die Kassenärztliche Vereinigung ab, Krankenhäuser direkt mit der jeweiligen Krankenkasse des Patienten. Beides erfolgt innerhalb der ausgehandelten

Jahresbudgets für die Regelversorgung. Darüber hinaus gehende gesetzlich geregelte Leistungen sowie Zu-, aber auch Abschläge sind möglich.

Ambulant rechnen und prüfen

Für die Abrechnung der vertragsärztlichen Leistungen gilt der Einheitliche Bewertungsmaßstab, kurz EBM. In ihm sind alle abrechenbaren Leistungen mit einer Gebührenordnungsposition gelistet und sowohl mit einem Punktwert als auch mit einem Eurobetrag beziffert. Welcher Punktwert für welche Leistung gilt, verhandeln die Kassenärztliche Bundesvereinigung und der GKV-Spitzenverband im Bewertungsausschuss (§ 87 SGB V).

Um die Praxiseinnahmen zu berechnen, wird der Punktwert mit dem Betrag multipliziert, der bei den Budgetverhandlungen auf Landesebene vereinbart worden ist. Der Bewertungsausschuss auf Bundesebene gibt einen Orientierungswert vor. Je Praxis können die erbrachten Leistungen bis zur Höhe eines Regelleistungsvolumens voll abgerechnet werden. Das Regelleistungsvolumen bemisst sich im Wesentlichen aus der üblichen Patientenzahl pro Quartal im Vorjahr und einem arztgruppenspezifischen Fallwert. Regelleistungen, die das Volumen einer Praxis überschreiten, werden mit Abschlägen entgolten.

Bei dem Vergütungsmodell werden das Alter der Patienten und im Rahmen der Budgetverhandlungen auch das Krankheitsaufkommen der Bevölkerung berücksichtigt. Entsprechend wird dies Budget als morbiditätsbedingte Gesamtvergütung bezeichnet (§ 87a SGB V). Zusätzlich können Ärzte bestimmte Leistungen extrabudgetär[12] abrechnen, ohne dass diese durch das Mengenvorgaben und Regelvolumina begrenzt sind. Für die Abrechnung gilt dann der Eurobetrag gemäß EBM-Gebührenordnungsposition.

---

[12] Die extrabudgetäre Honorarabrechnung erfolgt meist über die Kassenärztliche Vereinigung, aber auch direkte Abrechnungen mit der Krankenkasse sind möglich.

Extrabudgetär abrechenbar sind zum Beispiel Impfungen, Früherkennungs-untersuchungen, Psychotherapie und ambulante Operationen, aber auch Leistungen im Rahmen von Disease-Management-Programmen (§ 137f SGB V) und von besonderen Versorgungsverträgen (§ 140a SGB V), die eine strukturierte, vernetzte, integrative Behandlung stärken und damit über die Regelversorgung hinausgehen, sowie die ambulante spezialfachärztliche Versorgung für Patienten mit besonderen Krankheitsverläufen und seltenen Erkrankungen (§ 116b SGB V) und neue Patienten über den Terminservice.

Die Kassenärztliche Vereinigung prüft, ob die Leistungen, die ein Vertragsarzt zur Abrechnung einreicht, sachlich-rechnerisch richtig und plausibel sind, zum Beispiel ob die Anzahl der abzurechnenden Leistungen tatsächlich an einem Tag erbracht werden konnte. Danach überprüft die Krankenkasse die Rechnungen nochmals. Insbesondere prüft sie, ob sie verpflichtet ist, die Kosten zu übernehmen. Die Abrechnungsprüfungen basieren auf einer Vereinbarung, die die Kassenärztliche Bundesvereinigung und der GKV-Spitzenverband getroffen haben (§ 106d Abs. 6 SGB V).

Zudem müssen die Leistungen wirtschaftlich sein. „Sie dürfen das Maß des Notwendigen nicht überschreiten" (§ 12 SGB V). In den Ländern haben die Kassenärztlichen Vereinigungen und die Krankenkassen gemeinsame Prüfstellen eingerichtet (§ 106c SGB V), um die Wirtschaftlichkeit der ärztlichen Leistungen zu prüfen. Wenn der Verdacht besteht, dass eine Leistung unwirtschaftlich gewesen ist, können Krankenkassen beantragen, dass die Prüfstelle tätig wird. Dies kann sein, weil die Leistung medizinisch nicht notwendig war, weil sie für das therapeutische Ziel nicht geeignet war, weil die dadurch bedingten Kosten mit Blick auf das Behandlungsziel unangemessen waren oder weil fachliche Qualitätsmängel vermutet werden (§ 106a Abs. 2 SGB V).

Die Prüfstellen prüfen ebenfalls, ob die ärztlich verordneten Medikamente und Heilmittel – Physiotherapie, Ergotherapie, Stimm-, Sprech-, Sprachtherapie, Podologie – wirtschaftlich gewesen sind (§ 106b SGB V). Hierzu werden drei Sachverhalte herangezogen: Die Diagnose und verordnete

Leistung müssen zueinander passen, die Leistung muss dem medizinischen Wissensstand entsprechen und sie muss zweckmäßig im Sinne des Wirtschaftlichkeitsgebots sein (§ 12 SGB V). Anlass einer Prüfung kann sein, wenn Ärzte aktuell deutlich mehr Leistungen verordnen als im gleichen Vorjahreszeitraum. Mindeststandards für die Wirtschaftlichkeitsprüfung legen die Kassenärztliche Bundesvereinigung und der GKV-Spitzenverband in Rahmenvereinbarungen fest (§ 106b Abs. 2 SGB V).

Auch die privaten Krankenversicherungen prüfen Arztrechnungen. Da sie in keiner vertraglichen Beziehung zu niedergelassenen Ärzten stehen, werden sie erst tätig, wenn Privatversicherte ihre Rechnung zwecks Kostenerstattung einreichen. Bemessungsgrundlage ist die Gebührenordnung für Ärzte, kurz GOÄ, - nicht zu verwechseln mit der Gebührenordnungsposition im EBM. Die Einzelleistungen sind ebenfalls mit einem Punktewert hinterlegt. Darüber hinaus sind zwei Eurobeträge angegeben, die je nach Schweregrad in Rechnung gestellt werden dürfen. Eine darüber hinausgehende Erhöhung ist mit Begründung möglich. In welchem Umfang die Kosten erstattet werden, bemisst sich nach den individuellen Vertragskonditionen, die der Patient mit seiner Versicherung vereinbart hat, zum Beispiel Höhe der Selbstbeteiligung, gewählter Kostenerstattungsanteil bei Zahnersatz, Beihilfeberechtigung der Beamten.

Wenn GKV-Versicherte bei ihrer Krankenkasse einen Kostenerstattungstarif (§ 53 Abs. 4 SGB V) statt des Sach- und Dienstleistungsprinzips gewählt haben, ist der Ablauf ähnlich (§ 13 SGB V). Die Leistungsansprüche beziehen sich aber weiterhin auf das gesetzliche System.

Einheitlich stationär

„Die Entgelte für allgemeine Krankenhausleistungen sind für alle Benutzer des Krankenhauses einheitlich zu berechnen" (§ 8 Abs. 1 KHEntgG). Um die Kosten einer stationären und teilstationären Behandlung möglichst pauschal abrechenbar zu machen, haben „der Spitzenverband Bund der Krankenkassen und der Verband der privaten Krankenversicherung gemeinsam ... mit der Deutschen Krankenhausgesellschaft ein Vergütungssystem, das sich an einem bereits eingesetzten Vergütungssystem auf der Grundlage der Diagnosis Related Groups (DRG) orientiert" vereinbart (§ 17b Abs. 2 KHG). Die Abrechnungsbestimmungen sind in einer Fallpauschalen-Vereinbarung geregelt, soweit nicht im Krankenhausentgeltgesetz vorgeben.

Das Krankenhausentgeltgesetz legt fest, welche Leistungen Krankenhäuser erbringen und abrechnen dürfen und nach welchen Verfahren sie vergütet werden, ob nach DRG oder einem anderen Verfahren. Eine gesonderte Vergütung ist bei Wahlleistungen möglich, die zuvor schriftlich mit dem Patienten vereinbart werden müssen (§ 17 Abs. 2 KHEntgG), zum Beispiel wahlärztliche Leistungen und das Einbettzimmer, das vom Patienten direkt oder über dessen private (Zusatz-)Versicherung bezahlt wird. Zudem sind Zusatzentgelte und Zuschläge vorgesehen, um das DRG-System, den G-BA, Qualitätssicherung und die Ausbildung der Gesundheitsfachberufe zu finanzieren (§ 8 KHentgG). Abschläge sind ebenfalls möglich, zum Beispiel, wenn sich ein Krankenhaus nicht an der Notfallversorgung beteiligt.

Für die Abrechnung der somatisch bedingten Behandlungskosten ist der DRG-Fallpauschalenkatalog maßgeblich, den das Institut für das Entgeltsystem im Krankenhaus, kurz InEK, jährlich aktualisiert. Der Katalog enthält über 1300 DRG und mehrere hundert Zusatzentgelte, vor allem für neue Untersuchungs- und Behandlungsmethoden, teure Medikamente und komplexe Leistungen.

Eine DRG ist als Buchstaben- und Zahlen-Code dargestellt, der das betroffene Organ, die Behandlungsweise und den Schweregrad abbildet. Zu jeder DRG ist eine Bewertungsrelation ausgewiesen, die das InEK kalkuliert hat[13]. Diese gibt einen Hinweis auf den Schweregrad des Behandlungsfalls und den damit

---

[13] Die Kosten für Pflegepersonal werden ab 2020 aus der DRG-Kalkulation herausgelöst. Die Pflegeentgelte, die sich aus dem neu verhandelten Pflegebudget ergeben, gelten für die GKV und PKV gleichermaßen. Gemeinsam haben sie mit der DGK die Details in einer Pflegebudgetverhandlungsvereinbarung geregelt (§ 9 Abs. 1 KHEntgG). Die PKV ist jedoch kein direkter Verhandlungspartner (§ 11 KHEntgG mit § 18 Abs. 2 KHG).

verbundenen Aufwand: Je höher die Zahl, desto kostenintensiver. Eine Bewertungsrelation von „1" wäre durchschnittlich.

Um den Erlös für einen stationären Aufenthalt eines Patienten zu berechnen, wird die Bewertungsrelation mit einem Basisfallwert[14] multipliziert. – Der Basisfallwert ist der landes- bzw. bundesweit vorgesehene Preis für eine DRG, die mit „1" bewertet ist. – Der so berechnete Erlös gilt für einen Patienten, dessen Aufenthalt der üblichen Verweildauer bezogen auf seine DRG entspricht, zum Beispiel 7 bis 37 Tage bei „Eingriffen bei Diabetes mellitus mit Komplikationen, mit Gefäßeingriff oder bestimmter Amputation" nach DRG-Code F27A. Ist ein längerer Aufenthalt erforderlich, kann das Krankenhaus jeden Tag zusätzlich abrechnen. Auch hierfür hat das InEK eine Bewertungsrelation ermittelt. Bleibt der Patient kürzer, wird nicht der volle DRG-Erlös gezahlt, sondern ein Anteil. Die Berechnungsweise klärt die Fallpauschalen-Vereinbarung.

Welche DRG ein Krankenhaus bei der Krankenkasse des Patienten abrechnen kann, wird für alle Häuser in einheitlicher Weise ermittelt. Der DRG-Grouper, ein Softwareprogramm, verarbeitet die im Laufe des Krankenhausaufenthaltes eingegebenen Daten – kodierte Haupt- und gegebenenfalls Nebendiagnose, Aufnahmeart, Krankenhausabteilung, Operation und Prozeduren, Verweildauer, Art der Entlassung, Patientenalter und weitere Parameter – und generiert daraus den DRG-Code.

Die Krankenkasse prüft, ob die Rechnung sachlich-rechnerisch richtig ist und dem Wirtschaftlichkeitsgebot (§ 12 SGB V) entspricht. Stellt sie Auffälligkeiten fest, beispielsweise bei der Verweildauer, kann sie den Medizinischen Dienst mit einer weitergehenden Rechnungsprüfung beauftragen, wobei der Anteil der Rechnungen, die je Krankenhaus geprüft werden dürfen, auf bis zu 15 Prozent je Quartal begrenzt ist (§ 275c Abs. 2 SGB V). Je höher der Anteil der unbeanstandeten Rechnungen ist, desto geringer die Prüfquote im Folgejahr.

---

[14] Das InEK berechnet einen bundeseinheitlichen Fallwert sowie einen Fallwertkorridor, der für die Fallwertvereinbarungen auf Landesebene maßgeblich ist, damit sich noch bestehende Unterschiede 2021 aufheben (§ 10 Abs. 8 KHEntgG).

„Falls die Prüfung nicht zu einer Minderung des Abrechnungsbetrags führt, hat die Krankenkasse eine Aufwandspauschale in Höhe von 300 Euro zu entrichten" (§ 275c Abs. 1 SGB V). Andernfalls zahlt das Krankenhaus.[15]

Für psychiatrische Erkrankungen liegt mit dem PEPP ein eigenes pauschalierendes Entgeltsystem vor, das sowohl für die psychiatrischen Fachkrankenhäuser als auch für die psychiatrischen Fachabteilungen in Allgemeinkrankenhäuser gilt (§ 17d KHG). Die Rahmenvereinbarungen haben abermals der GKV-Spitzenverband und der Verband der Privaten Krankenversicherung mit der Deutschen Krankenhausgesellschaft ausgehandelt. Das InEK hat den PEPP-Entgeltkatalog erarbeitet. Im Unterschied zum DRG-Fallpauschalenkatalog sind die Bewertungsrelationen hier je Tag kalkuliert.

Je länger ein Patient stationär behandelt wird, desto niedriger ist die Bewertungsrelation seiner PEPP, die tagesbezogen zur Abrechnung kommt. Um den Erlös je Patient zu berechnen, wird die entsprechende Bewertungsrelation mit einem krankenhausindividuellem Basisfallwert multipliziert, der im Zuge der Budgetverhandlungen zwischen Krankenhaus und Krankenkassen festgesetzt wird (§ 3 Abs. 3 BPflV). Anders als im DRG-System ist bei PEPP nicht vorgesehen, dass sich die Fallwerte auf Landes- bzw. Bundeswerte angleichen.

Besonderes bei Reha und Pflege

Nach dem Prinzip der dualen Finanzierung sind die Länder für die Investitionskosten der allgemeinmedizinischen und psychiatrischen Plankrankenhäuser zuständig (§ 6 KHG). Je nach Bundesland sind Pauschal- und Einzelförderungen möglich. Für die rund 1400 Rehabilitationskliniken, von

---

[15] Aufgrund alter Prüfbestimmung dürfen 2020 nur bis zu 12,5 Prozent der Rechnungen geprüft werden. Übergangsbestimmungen gelten auch für die Berechnung des Aufschlags zum Differenzbetrag, den das Krankenhaus zahlen muss, wenn die Rechnung beanstandet wird (§ 275c Abs. 3 SGB V).

denen sich etwa jede zweite in privater Trägerschaft befindet, gilt hingegen das monistische Prinzip, d.h. sowohl die Investitionen als auch die laufenden Kosten werden aus den Erlösen der Patientenbehandlung finanziert.

Die Vergütungssystematik, auf deren Basis die Vertragsverhandlungen geführt werden, unterscheidet sich je nach Kostenträger. Ein einheitliches System wird nicht angestrebt, zumal sich auch die Bedarfe der Rehabilitanden je nach Kostenträger unterscheiden können, zum Beispiel von Personen mit einem Arbeitsunfall, erwerbstätigen Krebspatienten und Ruheständlern.

Die Landesverbände der Krankenkassen und die Ersatzkassen schließen mit den Einrichtungen Versorgungsverträge über die Durchführung der medizinischen Rehabilitation ab, einschließlich der Anschlussheilbehandlung (§ 111 Abs. 2 SGB V). Die Höhe der Fallpauschalen je Patient oder stattdessen der Tagessätze verhandeln die Krankenkassen mit den Einrichtungen direkt. Die Anpassung der Vergütung bemisst sich an der durchschnittlichen Veränderungsrate der beitragspflichtigen Einnahmen, nicht am Prinzip der Kostendeckung.[16]

Die Rentenversicherungsträger legen tagesgleiche Pflegesätze zugrunde, die auf indikationsspezifischen Richtwerten für eine mittlere Verweildauer basieren. Die Therapiezeitbudgets werden ebenfalls einrichtungsbezogen ausgehandelt und bewegen sich innerhalb eines Verweildauerkorridors mit unterer und oberer Grenze, die für alle Rentenversicherungsträger in den Bundesländern gleichermaßen gelten.[17]

Auch die gesetzliche Unfallversicherung legt Tagessätze zugrunde, die sie mit den Einrichtungen ihres Klinikverbunds klinikindividuell verhandelt, allerdings ohne abrechenbare Zeiträume vorzugeben. Werden Rehabilitanden in anderen Kliniken behandelt, gelten die dort vereinbarten Tagessätze der anderen Sozialversicherungsträger.[18]

---

[16] Auskunft des Verbands der Ersatzkassen
[17] Auskunft der Deutschen Rentenversicherung
[18] Auskunft der gesetzlichen Unfallversicherung

Die Pflegesatzverhandlungen für die stationäre Pflege führen die Träger des Pflegeheims mit den Pflegekassen und dem zuständigen Sozialhilfeträger der Bewohner. Sie sind „für jedes Pflegeheim gesondert abzuschließen" (§ 85 Abs. 2 SGB XI). Zugelassene Heime und Pflegedienste haben einen Anspruch auf „1. eine leistungsgerechte Vergütung für die allgemeinen Pflegeleistungen (Pflegevergütung) sowie 2. bei stationärer Pflege ein angemessenes Entgelt für Unterkunft und Verpflegung" (§ 82 Abs. 1 SGB XI).

Die Höhe der Vergütung für die pflegerische Tätigkeit bemisst sich am Grad der Selbstständigkeit. Je unselbständiger die Pflegebedürftigen sind, desto höher ist ihrer Pflegegrad und damit der finanzielle Aufwand. Pflegeheime stellen zudem Unterkunft und Verpflegung in Rechnung, die die Bewohner bzw. deren Angehörige begleichen oder die Sozialhilfe nach dem Nachrangigkeitsprinzip leistet (§ 2 SGB XII). Die Höhe des Eigenanteils unterscheidet sich je nach Pflegeheim. Zudem können „Pflegeeinrichtungen ... ihre betriebsnotwendigen Investitionsaufwendungen den Pflegebedürftigen ... gesondert berechnen" (§ 82 Abs. 4 SGB XI). Die Pflegekasse trägt maximal 75 Prozent der Gesamtkosten.

Die ambulanten Pflegedienste und die medizinisch-therapeutischen Praxen rechnen direkt mit den Kranken- und Pflegekassen ab. Die Vergütung der Therapeuten für Leistungen gemäß Heilmittel-Richtlinie des G-BA basiert seit Mitte 2019 auf bundeseinheitlichen Preisen (§ 125 Abs. 2 SGB V).

62

5. Leistungen außerhalb des Solidarsystems

5.1 Extra zahlen

Die Krankenkassen – ebenso die privaten Krankenversicherungen – prüfen, ob sie leistungspflichtig sind. Nur in dem Fall übernehmen sie die Kosten für die präventive, kurative und gegebenenfalls die medizinisch-rehabilitative Versorgung ihrer Versicherten. Für das GKV-System gilt der sogenannte Leistungskatalog, so wird das Bündel an Richtlinien zum medizinischen Leistungsspektrum bezeichnet, die der G-BA beschließt.

Die Pflichtleistungen umfassen die ärztliche und psychotherapeutische Behandlung, behördlich zugelassene Arzneimittel, Hilfsmittel, spezielle Therapien und die häusliche Krankenpflege (§ 27 SGB V). Allerdings müssen die Krankenkassen nicht alle ärztlich veranlassten und verordneten Leistungen finanzieren.

Festbeträge bei Arzneien und Hilfsmitteln

Nicht zu den pflichtigen GKV-Leistungen[19] gehören frei-verkäufliche und apothekenpflichtige Medikamente, verschreibungspflichtige Arzneimittel bei geringfügigen Gesundheitsstörungen und Arzneien, die auf die individuelle Lebensführung zielen, zum Beispiel Arzneien zur Regulierung des Körpergewichts (§ 34 Abs. 1 SGB V).

Zudem sind unwirtschaftliche Arzneimittel ausgeschlossen (§ 34 Abs. 3 SGB V). Dies kann – gemäß Arzneimittelrichtlinie des G-BA – der Fall sein, weil sie Bestandteile enthalten, die nicht erforderlich sind, um das Therapieziel zu erreichen oder um Risiken zu minimieren, oder weil sie so viele Wirkstoffe

---

[19] Für Kinder und Jugendliche bis zur Vollendung des 18. Lebensjahrs gelten Ausnahmen.

enthalten, dass ihre Wirkung nicht mehr mit ausreichender Sicherheit beurteilt werden kann, oder weil ihr therapeutischer Nutzen nicht nachgewiesen ist.

Für bestimmte verordnungsfähige Arzneimittel hat der G-BA Festbeträge festgelegt. In dem Fall trägt die Krankenkasse die Kosten maximal bis zu der festgesetzten Höhe (§ 31 Abs. 2 SGB V). Patienten, die eine Verordnung für eine teurere Arznei haben, müssen entweder den Differenzbetrag aufzahlen oder sich wegen eines anderen Rezepts an ihren Arzt wenden[20]. Ob ein Arzneimittel der Festbetragsregelung unterliegt, hängt von seinem Wirkstoff ab und ob dieser einer Festbetragsgruppe zugeordnet werden kann (§ 35 Abs. 1 SGB V). Die Festbetragsregelungen gelten insbesondere für ältere, nicht mehr patent-geschützte Arzneien, für die Generika verfügbar sind, d.h. wirkstoffgleiche oder vergleichbare Nachahmerprodukte von anderen Herstellern.

Ob ein verordnetes Arzneimittel über die Krankenkassen abrechenbar ist, hängt außerdem von der medizinischen Indikation ab, weswegen es verordnet wurde, denn die Zulassung eines Medikamentes gilt für die Behandlung einer oder mehrerer genau definierter Krankheiten und nur, wenn sich die Verordnung darauf bezieht, sind die Krankenkassen leistungspflichtig. Trotzdem dürfen Ärzte - gemäß Arzneimittelrichtlinie des G-BA - ein Arzneimittel auch für „ein nicht zugelassenes Anwendungsgebiet (Off-Label-Use)" verordnen, wenn bestimmte Voraussetzungen gegeben sind, zum Beispiel wenn eine Expertengruppe, die vom Bundesministerium für Gesundheit einberufen wird (§ 35c SGB V), hierzu ein positives Votum abgegeben hat.

„Ist für eine Leistung ein Festbetrag festgesetzt, erfüllt die Krankenkasse ihre Leistungspflicht mit dem Festbetrag" (§ 12 Abs. 2 SGB V). Dies gilt auch für

---

[20] Anders als bei Rabattverträgen (§ 130a SGB V), die die Krankenkassen mit Pharmaherstellern über bestimmte Wirkstoffgruppen schließen können, dürfen die Mitarbeiter in Apotheken nicht eigenmächtig, ein Arzneimittel gegen ein anderes wirkstoffgleiches Medikament austauschen, sofern das Rezept nicht ausdrücklich ein bestimmtes Medikament vorsieht, wozu das Autidem-Feld angekreuzt sein muss.

Medizinprodukte. „Der Spitzenverband Bund der Krankenkassen [nicht der G-BA] bestimmt Hilfsmittel, für die Festbeträge festgesetzt werden" (§ 36 Abs. 1 SGB V), beispielsweise für Hörhilfen, Einlagen und Hilfsmittel zur Kompressionstherapie. Für andere Medizinprodukte, zum Beispiel Rollstühle und Rollatoren, haben die Krankenkassen mit Herstellern Verträge geschlossen. Die Vertragspreise bilden wie Festpreise eine Höchstgrenze ab, bis zu der die Krankenkasse die Kosten übernimmt.

Das Hilfsmittelverzeichnis des GKV-Spitzenverbands listet, welche Hilfsmittel, einschließlich der Pflegehilfsmittel, grundsätzlich verordnungsfähig sind und von der Kranken- bzw. Pflegekasse übernommen werden (§ 139 SGB V, § 78 SGB XI), denn „Versicherte haben Anspruch auf Versorgung mit Hörhilfen, Körperersatzstücken, orthopädischen und anderen Hilfsmitteln, die im Einzelfall erforderlich sind, um den Erfolg der Krankenbehandlung zu sichern, einer drohenden Behinderung vorzubeugen oder eine Behinderung auszugleichen" (§ 33 Abs. 1 SGB V). Kein Anspruch besteht auf Hilfsmittel, die „als allgemeine Gebrauchsgegenstände des täglichen Lebens anzusehen oder ... ausgeschlossen sind" (§ 33 Abs. 1 SGB V), da ihr therapeutischer Nutzen umstritten oder der Abgabepreis gering ist (§ 34 Abs. 4 SGB V).

In Ausnahmefällen können einige besondere Medizinprodukte wie ein Arzneimittel verordnet werden (§ 31 Abs. 1 SGB V). Näheres regelt die Arzneimittelrichtlinie des G-BA. Diese gilt ebenfalls für Verbandmittel und Harn- und Blutteststreifen und die enterale Ernährung mittels Sonde.

Individuelle Gesundheitsleistungen

Gemäß dem Sach- und Dienstleistungsprinzip im GKV-System (§ 2 Abs. 2 SGB V) fallen für die Patienten grundsätzlich keine Kosten für einen Arztbesuch an. Anders ist es bei den Leistungen, die nicht zu den medizinisch notwendigen Pflichtleistungen der Krankenkassen gehören. Ärzte, die zusätzlich Individuelle Gesundheitsleistungen anbieten, kurz IGeL, stellen diese ihren Patienten direkt in Rechnung, zum Beispiel Impfungen für Fernreisen, professionelle

Zahnreinigung. Sie müssen ihre Patienten vorab darüber informieren und einen schriftlichen Vertrag abschließen.

Unter Umständen erstattet eine Krankenkasse die Kosten dennoch und zwar, wenn sie die Leistung als Satzungsleistung anbietet. Zu beachten ist dabei, dass „die Satzung … keine Bestimmungen enthalten [darf], die den Aufgaben der gesetzlichen Krankenversicherung widersprechen. Sie darf Leistungen nur vorsehen, soweit dieses [Fünfte] Buch sie zulässt" (§ 194 Abs. 2 SGB V).

Krankenkassen dürfen nur solche Leistungen bezuschussen, die grundsätzlich im GKV-Leistungskatalog enthalten sind, wenn auch nicht als Pflichtleistung qua Gesetz. Hierzu gehören apothekenpflichtige Arzneimittel, deren Nutzen der G-BA positiv bewertet und deswegen nicht ausgeschlossen hat, zum Beispiel Medikamente bei Bagatellerkrankungen. Beispiele für IGeL sind Akupunktur, die über den gesetzlichen Anspruch bei bestimmten Indikationen hinaus geht, sowie Naturheilverfahren, die von Ärzten erbracht werden, und Früherkennungsuntersuchungen, die im konkreten Fall aber nicht zur Leistungspflicht der Krankenkassen gehört, sei es, weil die medizinische Notwendigkeit fehlt oder weil eine vorgegebene Altersgrenze noch nicht erreicht ist.

Das IGeL-Honorar richtet sich nach der privatärztlichen Gebührenordnung für Ärzte, kurz GOÄ. Hat sich ein Krankheitsverdacht ergeben, der zur weiteren Untersuchung Anlass gibt, erstattet die Krankenkasse im Nachhinein unabhängig davon, ob sie die zusätzliche Früherkennung als Satzungsleistung ausgewiesen hat oder nicht. Dies ergibt sich aus dem Leistungsanspruch der Versicherten „zur Erfassung von gesundheitlichen Risiken und Früherkennung … [sowie] zur Behandlung von Krankheiten" (§ 11 Abs. 1 SGB V).

Darüber hinaus können Ärzte Leistungen anbieten, die nicht in den GKV-Leistungskatalog fallen und die die Krankenkassen auch nicht freiwillig als Satzungsleistung übernehmen dürfen, zum Beispiel kosmetische Schönheitsoperationen. Indes gilt die Berufsordnung fort. Die zusätzlichen

Leistungen müssen mit den allgemeinen ärztlichen Berufspflichten vereinbar sein (§ 2 MBO).

Laut Internetinformation des Medizinischen Dienstes auf Bundesebene lässt sich die Anzahl der IGeL-Angebote nicht genau beziffern. Es könnten mehrere Hundert sein. Die GKV-Versicherten geben dafür etwa eine Milliarde Euro pro Jahr aus. Welche wissenschaftlichen Erkenntnisse zu den einzelnen IGeL vorliegen, hat der Medizinische Dienst aufbereitet und auf einer fünfstufigen Skala bewertet: „positiv", „tendenziell positiv", „unklar", „tendenziell negativ", „negativ". Der IGeL-Monitor ist via Internet frei zugänglich.

5.2 Private Versicherungen

Neben der Krankheitsvollversicherung bieten die Versicherungsunternehmen private Zusatzversicherungen für GKV-Versicherte an. Verglichen mit dem GKV-System ist das Angebot möglicher Tarife breit gefächert. Einige Unternehmen kooperieren mit Krankenkassen, die − sofern es ihre Satzung vorsieht − vermittelnd tätig werden, jedoch keine eigenen privaten Versicherungsprodukte anbieten dürfen.

„Die Satzung kann eine Bestimmung enthalten, nach der die Krankenkasse den Abschluss privater Zusatzversicherungsverträge zwischen ihren Versicherten und privaten Krankenversicherungsunternehmen vermitteln kann. Gegenstand dieser Verträge können alle Leistungen sein, die den gesetzlichen Krankenversicherungsschutz ergänzen, insbesondere Ergänzungstarife zur Kostenerstattung, Wahlarztbehandlung im Krankenhaus, Ein- oder Zweibettzuschlag im Krankenhaus sowie eine Auslandskrankenversicherung" (§ 194 Abs. 1a SGB V).

Gut 26 Millionen Zusatzversicherte zählt der Verband der privaten Krankenversicherung [2018]. Von denen hat fast jeder Dritte − wenn auch mit abnehmender Tendenz − eine Krankenhaustagegeldversicherung abgeschlossen. Ferner nutzen Zusatzversicherte die Krankentagegeld- und Pflegetagegeldversicherungen. Etwa 900 000 Versicherte haben eine staatlich geförderte Pflegezusatzversicherung. Außerdem sichern mehr als 31 Millionen Männer und Frauen spezielle Risiken ab, zum Beispiel Brillengläser und Zahnersatz. Verbreitet sind auch Auslandskrankenversicherungen mit über 27 Millionen Verträgen.

Wie bei jeder anderen privaten Versicherung entscheiden die Kunden, ob und gegebenenfalls welche Zusatzleistung für sie sinnvoll ist und mit welchem Anbieter sie einen Vertrag abschließen wollen. Entscheidungshilfen bieten unter anderem die Verbraucherzentralen.

Private Krankheitsvollversicherung

Seit 2009 existiert eine allgemeine Krankenversicherungspflicht in Deutschland, d.h. jeder muss krankenversichert sein, ob gesetzlich oder privat. Personen ohne Schutz müssen von der Versicherung wieder aufgenommen werden, bei der sie zuletzt versichert waren.

Rund 8,7 Millionen Männer, Frauen und Kinder sind privat krankenversichert. Die private Krankheitsvollversicherung richtet sich an beihilfeberechtigte Berufsgruppen, Selbstständige sowie an abhängig Beschäftigte, deren Einkommen oberhalb der Versicherungspflichtgrenze[21] liegt (§ 6 SGB V) sowie deren Angehörige. In welchem Umfang sich Privatversicherte absichern möchten, legen sie selbst fest. Es gilt das Äquivalenzprinzip. Je umfangreicher der gewählte Versicherungsschutz, desto höher der Versicherungsbeitrag.

Innerhalb eines Versicherungsunternehmens können sie in einen anderen Tarif oder den Basistarif wechseln. Wenn Privatversicherte zu einer anderen privaten Versicherung wechseln, gilt es zu klären, inwieweit die bereits geleisteten Beiträge zur Altersrückstellung mitgenommen werden dürfen, die

---

[21] Das Bundesministerium für Arbeit und Soziales, kurz BMAS, legt jedes Jahr einen Entwurf über die Höhe der Versicherungspflichtgrenze vor. Die entsprechend angepasste „Verordnung über maßgebende Rechengrößen der Sozialversicherung" wird vom Bundeskabinett verabschiedet. Zudem muss der Bundesrat zugestimmt haben, bevor die Verordnung im Bundesanzeiger erscheint.

den Beitragsanstieg im Alter abfedern sollen. Zudem kann eine erneute Gesundheitsprüfung notwendig werden, weil das aktuelle individuelle Risiko des Versicherungsnehmers für die Zukunft neu abgesichert wird.

Die Beitragshöhe des Basistarifs richtet sich nach dem maximalen durchschnittlichen Beitrag der gesetzlichen Krankenkassen. Ebenso orientiert sich das Leistungsspektrum an dem der gesetzlichen Krankenversicherung und die Gesundheitsprüfung entfällt. Für finanziell Hilfebedürftige (§ 9 SGB II) halbiert sich die Prämie.

Die Aufsicht über die privaten Krankenversicherungsunternehmen übt die Bundesanstalt für Finanzdienstleistungsaufsicht aus, kurz BaFin. Demgegenüber liegt die Aufsicht über die regionalen Krankenkassen bei den Ländern und über die bundesunmittelbaren gesetzlichen Kassen, den Ersatzkassen, bei dem Bundesamt für Soziale Sicherung, kurz BAS.

6. Aktive Patienten – Selbsthilfe und Selbstbestimmung

6.1 Mehr als ein Austausch unter Betroffenen

Patienten gelten als Experten in eigener Sache. Diese Sichtweise hat sich in den vergangenen Jahrzehnten etabliert und trifft insbesondere für Patienten mit einer chronischen Krankheit zu, die sich aufgrund der Erkrankungsdauer in der Regel intensiv mit allen Aspekten ihrer Erkrankung befassen. Hierzu gehören vor allem die Vor- und Nachteile der therapeutischen Möglichkeiten, neue Behandlungsansätze, Fragen zur Qualität der medizinischen Versorgungsangebote und geeignete Bewältigungsstrategien im Alltag.

Welche Belastungen eine chronische Erkrankung mit sich bringt, können Dritte nur erahnen. Rückhalt und Verständnis bieten Selbsthilfegruppen, in denen sich die Betroffenen untereinander austauschen und hilfreiche Tipps weitergeben können. Dass Selbsthilfegruppen einen positiven Einfluss auf die Krankheitsbewältigung haben können, ist gesellschaftlich anerkannt und deren Förderung gesetzlich verankert. „Die Krankenkassen und ihre Verbände fördern Selbsthilfegruppen und -organisationen, die sich die gesundheitliche Prävention oder die Rehabilitation von Versicherten bei einer der im Verzeichnis ... aufgeführten Krankheiten zum Ziel gesetzt haben" (§ 20h Abs. 1 SGB V). Welche Krankheitsbilder in Betracht kommen haben die Spitzenverbände der Krankenkassen mit Beteiligung der Kassenärztlichen Bundesvereinigung und den Spitzenorganisationen der Selbsthilfe festgelegt.

Die Förderung kann sowohl pauschal als auch projektbezogen erfolgen und sich auch auf Selbsthilfekontaktstellen erstrecken. Das Fördervolumen berechnet sich aus einem Betrag von 1,05 Euro je Versichertem [2016] und wird jährlich angepasst (§ 20h Abs. 4 SGB V). Die Höhe richtet sich nach der Bezugsgröße für die Sozialversicherung, d.h. dem Durchschnittsentgelt der gesetzlichen Rentenversicherung im Vorjahr (§ 18 SGB IV). Mindestens 70 Prozent der Mittel „sind für die kassenartenübergreifende Pauschalförderung"

70

auszugeben. Die übrigen Mittel können die Krankenkassen für eigene Projekte verwenden.

Nach welchen Grundsätzen die Förderung erfolgen soll, hat der GKV-Spitzenverband mit Beteiligung der Selbsthilfeorganisationen in einem Leitfaden dargelegt. Die organisierte Selbsthilfe ist also mehr als ein Austausch unter Betroffenen. Sie ist politisch aktiv und strukturell in die flankierenden Prozesse der Gesundheitsversorgung eingebunden (§ 140f SGB V).

Patienten- und Selbsthilfeorganisationen – der Deutsche Behindertenrat, die BundesArbeitsGemeinschaft der PatientInnenstellen sowie die Deutsche Arbeitsgemeinschaft Selbsthilfegruppen und der Bundesverband der Verbraucherzentrale – sind zum Beispiel als beratende Mitglieder im G-BA vertreten, dem obersten Gremium der gemeinsamen Selbstverwaltung im Gesundheitswesen[22]. Sie dürfen Anträge stellen, sind aber nicht stimmberechtigt. Ihr Anliegen ist es, die Abläufe der Gesundheitsversorgung aus der Perspektive von Patienten zu gestalten. Die Vertreter der Selbsthilfe werden durch die Stabsstelle Patientenbeteiligung des G-BA inhaltlich und organisatorisch unterstützt.

Selbsthilfe ist gleichfalls im Neunten und Elften Sozialgesetzbuch verankert. Die Träger der Rehabilitation vereinbaren gemeinsame Empfehlungen, wie und in welchem Umfang die Selbsthilfe gefördert wird (§ 26 SGB IX). Die Förderung soll nach einheitlichen Grundsätzen erfolgen (§ 45 SGB IX).

Die soziale Pflegeversicherung bezieht in ihre Förderung der Selbsthilfe die Angehörigen und vergleichbar Nahestehende ausdrücklich ein (§ 45d Abs. 1 SGB XI). Zudem fördert sie ehrenamtliches Engagement (§ 45c SGB XI). Die private Pflegeversicherung beteiligt sich finanziell.

---

[22] Patientenvertreter sind ebenfalls in den Kuratorien des Instituts für Qualität und Wirtschaftlichkeit im Gesundheitswesen und des Instituts für Qualitätssicherung und Transparenz vertreten, die im Auftrag des G-BA und des BMG tätig werden.

6.2 Vollmacht und Verfügung am Lebensende

Der Wunsch, bis ins hohe Alter selbstbestimmt leben zu können, ist bei vielen Menschen ausgeprägt. Sie wollen anstehende Entscheidungen selbst treffen. Dies erstreckt sich auf alle Lebensbereiche, von der Haushaltsführung und Alltagsgestaltung über Ernährung und Gesundheitsverhalten bis zu finanziellen Transaktionen und der Nachlassplanung. Andererseits steigt mit dem Alter das Risiko, den Anforderungen nicht mehr gewachsen zu sein, die mit einer selbstbestimmten Entscheidungsfindung verbunden sind. Infolge sind sie auf Unterstützung angewiesen.

Mit einer Vollmacht lässt sich frühzeitig klären, wer die Entscheidungen treffen soll, falls man dazu selbst dazu nicht in der Lage ist. Die Vollmacht muss nicht umfassend sein, sondern kann sich auf einzelne Lebensbereiche oder bestimmte Aufgaben beziehen, beispielsweise ein Paket von der Post abholen. Sie kann befristet oder unbefristet erteilt und jederzeit widerrufen werden. Damit sich der Bevollmächtigte legitimieren kann, sollte die Vollmacht schriftlich und vom Vollmachtgeber persönlich unterschrieben vorliegen. Bei Bankvollmachten sind grundsätzlich die persönliche Anwesenheit beider Parteien und die Vorlage des Personalausweises nötig.[23]

Die Bevollmächtigung einer anderen Person setzt Vertrauen voraus. Dennoch besteht die Gefahr eines Missbrauchs. Generalvollmachten dürfen deswegen nicht unwiderruflich erteilt werden.

Das Bundesministerium für Justiz und Verbraucherschutz nennt in seiner Verbraucherinformation zum Betreuungsrecht zehn Bereiche, die über eine Vorsorgevollmacht geregelt werden können. Mit Blick auf die Gesundheit und Pflegebedürftigkeit sollte unter anderem geklärt werden, ob die bevollmächtigte Person befugt ist, in geplante ärztliche Eingriffe einzuwilligen

---

[23] Um dem Bevollmächtigten Immobiliengeschäfte zu ermöglichen, muss die Vollmacht unwiderruflich und notariell beglaubigt sein. Gegenüber Behörden und für Einsichtsrechte ins Handelsregister reicht hingegen eine öffentlich beglaubigte Vollmacht, die die Betreuungsbehörde ausstellt. Verbraucherdarlehn erfordern wiederum eine notariell beglaubigte Vollmacht.

oder diese zu widerrufen, und ob sie Krankenunterlagen einsehen und notfalls über freiheitsentziehende Maßnahmen entscheiden darf.

Die vollmachtgebende Person muss genau darlegen, welche Befugnisse sie erteilen möchte. Zum Beispiel, dass der Bevollmächtigte nicht zustimmen soll, wenn durch einen medizinischen Eingriff schwere Gesundheitsschäden zu erwarten sind. Ebenso muss sie ausdrücklich erlauben, dass eine lebenserhaltende oder lebensverlängernde Maßnahme beendet werden darf. Eine Generalvollmacht „zur Vertretung in allen Angelegenheiten" würde solche grundlegenden Entscheidungen nicht abdecken.

Betreuung

Durch eine Vollmacht, die sich auf konkrete Aufgaben bezieht, können ältere Menschen vermeiden, dass das Betreuungsgericht einen Betreuer bestimmt, wenn sie selbst nicht mehr entscheidungsfähig sind. Dies können Berufsbetreuer und ehrenamtlich Tätige sein, aber auch Angehörige und andere nahestehende Personen. Ein automatisches Sorgerecht für Familienangehörige existiert nicht. Ohne Vollmacht, muss ihnen die Erlaubnis erst erteilt werden. Hat der zu Betreuende vorab seine Wünsche schriftlich dargelegt, wer die Betreuung übernehmen soll, muss derjenige, der davon weiß, das Schriftstück bei Gericht vorlegen (§ 1901c BGB).

„Kann ein Volljähriger auf Grund einer psychischen Krankheit oder einer körperlichen, geistigen oder seelischen Behinderung seine Angelegenheiten ganz oder teilweise nicht besorgen, so bestellt das Betreuungsgericht auf seinen Antrag oder von Amts wegen für ihn einen Betreuer" (§ 1896 Abs. 1 BGB). Grundsätzlich stellt der zu Betreuende den Antrag auf Betreuung selbst. Dies ist auch möglich, wenn er geschäftsunfähig ist, es sei denn er kann seinen Willen nicht mehr äußern. „Gegen den freien Willen des Volljährigen darf ein Betreuer nicht bestellt werden" (§ 1896 Abs. 1a BGB).

Die gerichtlich angeordnete Betreuung kann sich – je nach Erfordernis – auf einzelne Bereiche beziehen oder umfassend sein. Sie darf nicht länger als notwendig dauern (§ 1908d Abs. 1 BGB). Das Gericht kann auch mehrere Betreuer gleichzeitig bestellen, die entweder für verschiedene Aufgaben zuständig sind oder Angelegenheiten gemeinsam regeln.

Bevor ein medizinischer Eingriff stattfinden darf, muss der Patient einwilligen. Erst wenn sich der Betreuer vergewissert hat, dass der Patient hierzu nicht fähig ist und die Tragweite der Maßnahme nicht erfassen kann, entscheidet er. Unter Umständen ist ein Gerichtsbeschluss notwendig. „Die Einwilligung des Betreuers in eine Untersuchung des Gesundheitszustands, eine Heilbehandlung oder einen ärztlichen Eingriff bedarf der Genehmigung des Betreuungsgerichts, wenn die begründete Gefahr besteht, dass der Betreute auf Grund der Maßnahme stirbt oder einen schweren und länger dauernden gesundheitlichen Schaden erleidet. Ohne die Genehmigung darf die Maßnahme nur durchgeführt werden, wenn mit dem Aufschub Gefahr verbunden ist." (§ 1904 Abs. 1 BGB) Gleichfalls ist ein Gerichtsbeschluss notwendig, wenn eine ärztliche Maßnahme von ähnlicher Bedeutung nicht durchgeführt werden soll.

Kein Gerichtsbeschluss ist notwendig, wenn zwischen Arzt und Betreuer bzw. Bevollmächtigtem Einvernehmen besteht, dass die Entscheidung für oder gegen eine ärztliche Maßnahme dem mutmaßlichen Willen des Patienten entspricht.

Letzte Lebensphase

Wenn Patienten ihre Behandlungs- bzw. Nicht-Behandlungswünsche in einer Patientenverfügung schriftlich dargelegt haben, muss der Betreuer bzw. Bevollmächtigte „dem Willen des Betreuten Ausdruck und Geltung verschaffen" (§ 1901a Abs. 1 BGB).

74

Da eine Patientenverfügung oft zu einem sehr frühen Zeitpunkt erstellt wurde, d.h., lange bevor eine kritische medizinische Maßnahme unmittelbar ansteht, muss der Betreuer prüfen, ob der geäußerte Wille auf die aktuelle Situation seines Betreuten zutrifft.

„Liegt keine Patientenverfügung vor oder treffen die Festlegungen einer Patientenverfügung nicht auf die aktuelle Lebens- und Behandlungssituation zu, hat der Betreuer die Behandlungswünsche oder den mutmaßlichen Willen des Betreuten festzustellen und auf dieser Grundlage zu entscheiden, ob er in eine ärztliche Maßnahme ... einwilligt oder sie untersagt. ... Zu berücksichtigen sind insbesondere frühere mündliche oder schriftliche Äußerungen, ethische oder religiöse Überzeugungen und sonstige persönliche Wertvorstellungen des Betreuten." (§ 1901a Abs. 2 BGB)

Damit eine Patientenverfügung wirksam werden kann, muss sie konkret formuliert sein, so dass sich Entscheidungen ableiten lassen. Sie sollte daher auf den Verlauf einer bestimmten Krankheit oder eine Behandlungssituation Bezug nehmen, statt allgemein lebensverlängernde Maßnahmen abzulehnen. Andererseits kann „niemand ... zur Errichtung einer Patientenverfügung verpflichtet werden" (§ 1901a Abs. 5 BGB).

Im Zweifel setzen sich Ärzte für den Erhalt des Lebens ein. Wenn jedoch kurative Maßnahmen keinen Erfolg erwarten lassen, rückt auch ohne Patientenverfügung die palliativmedizinische Versorgung in den Vordergrund. Die Palliativversorgung ist Teil der allgemeinen Krankenbehandlung (§ 27 SGB V) und der häuslichen Krankenpflege (§ 37 Abs. 2b SGB V). Sie zählt damit zu den Pflichtleistungen der gesetzlichen Krankenkassen. Ihr Ziel ist es, Schmerzen zu lindern und die Lebensqualität der Sterbenden zu erhöhen. Sie kann sowohl ambulant als auch stationär erbracht werden und steht in enger Verbindung zu Hospizen, die sich über Spenden und Zuschüsse der Krankenkassen finanzieren.

„Versicherte, die keiner Krankenhausbehandlung bedürfen, haben im Rahmen der Verträge [zwischen dem GKV-Spitzenverband und den

Spitzenorganisationen der stationären Hospize] ... Anspruch auf einen Zuschuß zu stationärer oder teilstationärer Versorgung in Hospizen, in denen palliativ-medizinische Behandlung erbracht wird, wenn eine ambulante Versorgung im Haushalt oder der Familie des Versicherten nicht erbracht werden kann." (§ 39a Abs. 1 SGB V) Damit „Versicherte, die keiner Krankenhausbehandlung und keiner stationären oder teilstationären Versorgung in einem Hospiz bedürfen" (§ 39a Abs. 2 SGB V), ebenfalls versorgt werden können, muss die Krankenkasse außerdem ambulante Hospize fördern.

Leistungen für eine spezialisierte ambulante Palliativmedizin können sowohl Vertragsärzte als auch Krankenhausärzte verordnen. Der Anspruch richtet sich an „Versicherte mit einer nicht heilbaren, fortschreitenden und weit fortgeschrittenen Erkrankung bei einer zugleich begrenzten Lebenserwartung, die eine besonders aufwändige Versorgung benötigen" (§ 37b Abs. 1 SGB V). Der G-BA regelt Näheres in Richtlinien, zum Beispiel zur Verordnung von spezialisierter ambulanter Palliativversorgung. Ferner treffen die Spitzenorganisationen der Krankenkassen und der Hospizarbeit und Palliativversorgung auf Bundesebene Rahmenvereinbarungen, wozu die Deutsche Krankenhausgesellschaft, die Vereinigung der Pflegeeinrichtungen und die Kassenärztliche Bundesvereinigung Stellung nehmen können (§ 132d SGB V).

7. Teilhabe an Forschung und Fortschritt

7.1 Klinische Studien und andere Projekte

Impfungen, neue Arzneien und Behandlungsmethode, Fortschritte bei der Operationstechnik, Transplantation und den Versorgungskonzepten tragen dazu bei, dass die Lebenserwartung in den vergangenen Jahrzehnten gestiegen ist. Nicht minder bedeutsam sind Verbesserungen der Lebens- und Arbeitsbedingungen durch den Arbeitsschutz und kommunale Aufgaben im Bereich der Daseinsvorsorge, Hygiene, Abwasserkanalisation und Entsorgung sowie durch Maßnahmen und Settings, die gesundheitsförderliche Verhaltensweisen stützen.

Den neuen Standards gehen in der Regel Forschungsprojekte voran. Geprüft wird, ob sich eine Vermutung, wie sich der Gesundheitszustand der Bevölkerung oder einzelner Gruppen verbessern lässt, bewahrheitet. Da sich die Studien und Projekten nur auf eine kleine Gruppe derjenigen beziehen, denen die Neuerungen zu Gute kommen sollen, geht es um statistische Wahrscheinlichkeiten, mit der die Ergebnisse auch auf diejenigen übertragen werden können, die nicht an der Studie teilgenommen haben.

Eine hohe statistische Signifikanz macht wahrscheinlich, dass die Ergebnisse nicht zufällig entstanden sind, sondern wesentlich auf den untersuchten neuen Wirkstoff oder andere untersuchte Maßnahmen zurückgeführt werden können. Sprechen die Auswertungen für die Neuerung, ist davon auszugehen, dass auch andere davon profitieren können. Und umgekehrt: Zeigt sich kein positiver Effekt, werden auch andere davon kaum einen Nutzen haben.

Arzneimittelstudien

Für Studien im pharmazeutischen Bereich gibt es strikte Vorgaben, die die Beteiligten einhalten müssen. Bevor ein Unternehmen oder ein unabhängiges

Forschungsinstitut eine Studie durchführen darf, muss es diese behördlich genehmigen lassen. Das gilt nicht nur für klinische Studien an Menschen, sondern auch für Tierversuche (§ 15 TierSchG).

Die Genehmigungsbehörden für klinische Studien sind das Bundesinstitut für Arzneimittel und Medizinprodukte, kurz BfArM, und das Paul-Ehrlich-Institut, kurz PEI, das für Impfstoffe und biomedizinische Arzneimittel zuständig ist, die aus Blut und Gewebe hergestellt werden. Um eine Studie genehmigen zu können, muss ein positives Votum einer Ethikkommission vorliegen (§ 42 AMG). Die Mitglieder der Ethikkommission setzen sich nach Landesrecht zusammen. In der Regel sind es Fachärzte, Wissenschaftler, Apotheker, Juristen, Laien bzw. Patienten und Theologen oder Philosophen. Externe Sachverständige können hinzugezogen werden.

Die Kommission prüft, ob die geplante Studie ethisch vertretbar und rechtlich zulässig ist und ob anhand des vorgelegten Prüfplans zu erwarten ist, dass die Qualitätsstandards für eine klinische Studie eingehalten werden. Bindend ist die „Verordnung über die Anwendung der Guten Klinischen Praxis bei der Durchführung von klinischen Prüfungen mit Arzneimitteln zur Anwendung an Menschen", kurz GCP-Verordnung für Good Clinical Practice. Die Einhaltung der GCP-Regeln entspricht internationalen Standards. Näheres regelt die GCP-Verordnung, mit der das europäische Recht umgesetzt wird.

Die Sicherheit, die Rechte und das Wohl der Patienten haben oberste Priorität. Die Teilnahme an einer Studie ist freiwillig und kann auf Wunsch jederzeit beendet werden. Bevor Patienten einwilligen können, müssen sie von einem Arzt über die Ziele, den Ablauf und mögliche Nebenwirkungen und Risiken aufgeklärt worden sein. Prüf- und Studienärzte und Studienassistenten sind gefordert ihre Arbeit sorgsam und gewissenhaft ausführen und die Ereignisse während einer Studie korrekt aufzuzeichnen.

Grundsätzlich gelten die Anforderungen an das Gesundheitspersonal für alle Bereiche der Gesundheitsversorgung, sind aber in der klinischen Forschung nochmals strikter gefasst. So muss die Ethikkommission informiert werden, wenn Ereignisse bekannt werden, die die Patientensicherheit gefährden. Unter Umständen wird die Studie abgebrochen. Ein Probandenversicherung für die teilnehmenden Patienten und Patientinnen ist Pflicht (§ 40 AMG).

Bevor ein neues Arzneimittel am Markt zugelassen wird, muss es drei klinische Studienphasen durchlaufen. In der ersten Phase erklären sich gesunde Menschen bereit, das Prüfpräparat einzunehmen. Die Wissenschaftler erhalten so Kenntnis über dessen Verträglichkeit und erste Hinweise zur Dosierung und Wirkung. Darüber hinaus können Patienten teilnehmen, für deren Krankheit es noch keine ausreichende Behandlungsmethode gibt.

In der zweiten Phase wird die Prüfmedikation an einer größeren Patientenzahl im Krankenhaus geprüft, um Kenntnis über die therapeutische Wirkung zu erhalten und die Dosierung zu optimieren. In der dritten Phase finden groß angelegte klinische Studien in ambulanten und stationären Prüfzentren statt, um die Wirksamkeit als Behandlungsmethode abzusichern, aber auch um zu erfahren, welche und wie häufig unerwünschten Nebenwirkungen auftreten.

Nachdem das Medikament für den Vertrieb am Arzneimittelmarkt zugelassen worden ist, wird in einer vierten Phase beobachtet, wie es sich in der Routineversorgung der Patienten bewährt Die Kosten für das zugelassene Prüfmedikament trägt die Krankenkasse, sofern nicht das pharmazeutische Unternehmen verpflichtet ist, das Medikament kostenlos bereitzustellen (§ 35c SGB V). Eine Zulassung gilt zunächst fünf Jahre, manchmal kürzer, und muss je nach Produkt bei der Bundesbehörde, dem BfArM oder PEI, oder der europäischen Arzneimittelagentur, kurz EMA, beantragt werden.

Als Goldstandard für eine Studie mit dem höchsten Aussagegehalt gilt die randomisierte doppelt-verblindete Studie. Danach werden die Probanden zufällig aus einem großen Personenkreis ausgewählt und ebenso zufällig einer Studiengruppe zugeordnet. Die Patienten wissen nicht, ob sie zu der Gruppe gehören, die das Prüfprärat einnimmt, oder zu der Kontrollgruppe, die eine Standardmedikation oder ein Placebo erhält. Doppelt-verblindet bedeutet darüber hinaus, dass auch die Ärzte nicht wissen, welcher Patient welcher

Studiengruppe zugeordnet wurde, und dadurch ohne Vorannahmen über mögliche Vor- und Nachteile der Intervention die Patienten begleiten können.

Um dennoch Rückschlüsse zur therapeutischen Wirksamkeit zu erhalten und mögliche Gefährdungen zu erkennen, ist eine Person beauftragt, die Behandlungsprotokolle zu entblinden, d.h., die Verlaufsbeobachtungen der Gruppe mit Prüfmedikation oder ohne eindeutig zuzuordnen.

Dass eine klinische Studie stattfindet, muss im Deutschen Register Klinische Studien bekannt gemacht werden. Das Register betreibt das Deutsche Institut für Medizinische Dokumentation und Information, kurz DIMDI, eine Behörde im Geschäftsbereich des Bundesministeriums für Gesundheit.

Medizinprodukte

Wenn Medizinprodukte klinisch geprüft werden, unterliegen sie im Prinzip den gleichen Anforderungen wie Arzneimittel (§ 20 MPG). Allerdings ist das Bundesinstitut für Arzneimittel und Medizinprodukte anders als bei den Arzneimitteln nicht in das Zulassungsverfahren eingebunden, sondern wird erst tätig, wenn der Hersteller die Genehmigung einer klinischen Studie beantragt, was im Zuge eines Konformitätsbewertungsverfahrens notwendig werden kann, oder wenn sich das Produkt im Nachhinein als problematisch erweist und Meldungen darüber beim BfArM eingehen.

Bevor Medizinprodukte am Markt vertrieben werden dürfen, müssen sie ein Konformitätsbewertungsverfahren durchlaufen, mit dem bestätigt wird, dass das Produkt den gesetzlichen Anforderungen an Sicherheit und Gebrauchstauglichkeit mit akzeptablem Kosten-Nutzen-Risiko entspricht. Bei Produkten, die einer geringen Risikoklasse zugeordnet werden und nicht steril sein müssen oder keine Messfunktion beinhalten, ist es möglich, dass der Hersteller die Konformität selbst bestätigt, zum Beispiel für Gehhilfen. Ansonsten müssen die Hersteller eine externe offiziell „benannte Stelle" einschalten (§ 15 MPG), die die Konformität prüft. Prinzipiell geeignete

Prüfstellen können bei der Zentralstelle der Länder für Gesundheitsschutz bei Arzneimitteln und Medizinprodukten, kurz ZLG, die Benennung beantragen.

Gemäß Medizinprodukteverordnung der Europäischen Union von 2017 gilt für Produkte der höchsten Risikoklasse und für Implantate, dass sie grundsätzlich klinisch geprüft werden müssen (Art. 61 Abs. 4 MDR). Die Ausnahmen beziehen sich unter anderem auf vergleichbare Produkte, die ein Hersteller bereits auf den Markt gebracht hat, und auf Produkte, die bereits umfangreich klinisch bewertet wurden. Auch Nahtmaterialien, Zahnfüllungen, Knochenplatten und ähnliche Produkte müssen nicht extra in einer Studie getestet werden, sofern es aufgrund der klinischen Bewertung ausreichend Daten gibt und die technischen Anforderungen an das Produkt verfügbar sind (Art. 61 Abs. 6 MDR).

Versorgungsforschung

Ob Patienten gut versorgt werden, hängt nicht zuletzt auch davon ab, ob es Versorgungsangebote gibt, die den regionalen Erfordernissen entsprechen und zugleich wirtschaftlich sind, und wie die verschiedenen Berufsgruppen sowie die Praxen, Krankenhäuser, Rehabilitations- und Pflegeeinrichtungen zusammenarbeiten.

Die Krankenkassen können Modellvorhaben auf den Weg bringen und hierzu Vereinbarungen mit den Leistungserbringern schließen. Dies können sowohl Projekte sein, die die „Verfahrens-, Organisations-, Finanzierungs- und Vergütungsformen der Leistungserbringung" weiterentwickeln (§ 63 Abs. 1 SGB V), als auch Projekte, die weitergehende medizinische Leistungen beinhalten. Letzteres sind „Leistungen zur Verhütung und Früherkennung von Krankheiten, zur Krankenbehandlung sowie bei Schwangerschaft und Mutterschaft, die ... keine Leistungen der [gesetzlichen] Krankenversicherung sind" (§ 63 Abs. 2 SGB V), vorausgesetzt, der G-BA hat die Eignung der Leistungen noch nicht abschlägig beschieden (§ 63 Abs. 4 SGB V).

Explizit geregelt sind Modellvorhaben zur Arzneimittelversorgung – ohne die Erforschung neuer Wirkstoffe und Medikamente –, zur Versorgung psychisch Kranker und zum Screening von bestimmten multiresistenten Keimen, konkret den gramnegativen Stäbchen 4MRGN, sowie zur Förderung spezieller Therapieeinrichtungen, die Patienten mit pädophilen Störungen behandeln (§§ 64a-c und 65d SGB V).

Außerdem sind Versorgungsinnovationen möglich, deren Bedarfe sich aus der Auswertung von Versichertendaten ergeben. Doch darf dabei weder in die ärztliche Therapiefreiheit eingegriffen noch die Wahlfreiheit der Versicherten beschränkt werden (§ 68b SGB V). Sowohl die Krankenkassen als auch die Pflegekassen dürfen die Daten ihrer Versicherten für Forschungszwecke zeitlich befristet auswerten oder länger als gesetzlich gefordert aufbewahren. Die Sozialdaten, d.h. die personenbezogenen Daten, sind zu anonymisieren (§ 287 SGB V, § 98 SGB XI).

Ein weiterer Förderschwerpunkt bezieht sich auf digitale Innovationen, worunter „digitale Medizinprodukte", „telemedizinische Verfahren" und „IT-gestützte Verfahren" fallen (§ 68a Abs. 2 SGB V). Krankenkassen können Projekte fördern, die mit Hilfe dieser Techniken die Versorgungsqualität verbessern und deren Effizienz erhöhen wollen. Die Projekte stützen sich in der Regel auf die Zusammenarbeit mit Herstellern von Medizinprodukten, Unternehmen der Informationstechnologie, Forschungseinrichtungen und Leistungserbringern in der Gesundheitsversorgung (§ 68a Abs. 3 SGB V).

Teils sind auch pflegerelevante Projekte im GKV-System möglich. So können Modellvorhaben vorsehen, dass Pflegefachkräfte „die Verordnung von Verbandsmitteln und Pflegehilfsmitteln sowie die inhaltliche Ausgestaltung der häuslichen Krankenpflege einschließlich deren Dauer" übernehmen (§ 63 Abs. 3b SGB V). Ebenso sind Modellvorhaben möglich, in denen erprobt wird, ob bestimmte ärztliche Tätigkeit auf entsprechend qualifizierte Pflegefachkräfte übertragen werden können (§ 63 Abs. 3c SGB V).

Projekte, die der Spitzenverband Bund der Pflegekassen fördert, orientieren sich am Elften Sozialgesetzbuch. Sie tragen „insbesondere zur Entwicklung neuer qualitätsgesicherter Versorgungsformen für Pflegebedürftige" bei. Vorrangig sollen „Möglichkeiten eines personenbezogenen Budgets sowie neue Wohnkonzepte für Pflegebedürftige" in einer Region erprobt werden (§ 8 Abs. 3 SGB XI).

„Zur wissenschaftlich gestützten Weiterentwicklung und Förderung neuer Wohnformen werden zusätzlich 10 Millionen Euro zur Verfügung gestellt. Dabei sind insbesondere solche Konzepte einzubeziehen, die es alternativ zu stationären Einrichtungen ermöglichen, außerhalb der vollstationären Betreuung bewohnerorientiert individuelle Versorgung anzubieten." (§ 45f Abs. 1 SGB XI)

Der Innovationsfonds, dessen Ausschuss beim G-BA eingerichtet ist, stärkt die sektorenübergreifenden Forschungsansätze. Förderfähige Projekte sollen vor allem die Versorgungsqualität und -effizienz verbessern, Versorgungsdefizite beheben und die Zusammenarbeit aller Beteiligten optimieren. Des Weiteren bedingt eine Förderung, dass die Einführungskosten und der Nutzen in einem guten Verhältnis stehen zueinander stehen und dass sich das Projekt evaluieren lässt. Nachhaltigkeit wird angestrebt. So sollte das geförderte Vorhaben „hinreichendes Potential aufweisen, dauerhaft in die Versorgung aufgenommen zu werden" (§ 92a Abs. 1 SGB V).

Für Zwecke der Rehabilitation obliegt es den Rehabilitationsträgern – zu nennen sind insbesondere die gesetzliche Rentenversicherung und die gesetzliche Unfallversicherung – zu entscheiden, welche Projekte sie fördern. Darüber hinaus kann die Bundesarbeitsgemeinschaft für Rehabilitation, kurz BAR, trägerübergreifende Forschungsvorhaben durchführen (§ 39 Abs. 2 Nr. 9 SGB IX).

7.2 Neue Behandlungen im Leistungskatalog

Arzneimittel

Im Prinzip können GKV-Versicherte alle Medikamente, die für den Vertrieb am Markt zugelassen sind, erhalten. Dies gilt auch für neue patentgeschützte Arzneien. Oft stellt sich jedoch die Frage, in welcher Höhe die Krankenkasse die Kosten übernehmen, ob zu hundert Prozent[24] oder bis zur Festbetragsgrenze. Unter Umständen schließt die Krankenkasse eine Erstattung ganz aus, zum Beispiel wenn das Medikament als unwirtschaftlich gilt.

Den Preis für neue patentgeschützte verordnungsfähige Arzneien gibt der Hersteller zunächst vor. Ein Jahr nach der Erstzulassung müssen sich der Hersteller und der Spitzenverband der Krankenkassen jedoch auf einen Preis geeinigt haben, zu dem das Medikament dann vertrieben werden kann. Hierzu prüft das Institut für Qualität und Wirtschaftlichkeit im Gesundheitswesen, kurz IQWiG, dessen Nutzen, Notwendigkeit und Wirtschaftlichkeit.

Das Institut erarbeitet im Auftrag des G-BA Empfehlungen, ob höhere Kosten als die bisherige Standardtherapie durch einen zusätzlichen Nutzen für die Patienten gerechtfertigt sind oder nicht. Dieser Nutzen darf sich nicht auf die therapeutische Wirksamkeit beschränken, sondern muss sich in einer verbesserten Lebensqualität der Patienten niederschlagen (§ 35a Abs. 1 SGB V). Von Vorteil ist außerdem, wenn das neue Präparat reduzierend auf die Gesamtkosten einer Erkrankung wirkt. Liegt kein Zusatznutzen vor und lässt sich das Arzneimittel keiner Festbetragsgruppe zuordnen, werden die Kosten einer Vergleichstherapie zugrunde gelegt (§ 130b SGB V). Die Entscheidung trifft der G-BA.

---

[24] Wenn das Medikament dreißig Prozent günstiger ist, als die Festbetragsgrenze vorgibt, entfällt die Zuzahlung (§ 31 Abs. 3 SGB V). Die Zahlung beträgt bis zu zehn Prozent des Abgabepreises, mindestens 5,- Euro, maximal 10,- Euro.

Medizinprodukte hoher Risikoklasse

Der G-BA entscheidet – auf Antrag[25] – gleichfalls über neue Untersuchungs- und Behandlungsmethoden, kurz NUB, mittels Medizinprodukten, die auf einer hohen Risikoklasse basieren, zum Beispiel hochauflösende Bilddiagnostik, neue Operationstechniken und softwarebasierte Verfahren. Bewertet wird, „ob der Nutzen der Methode unter Anwendung des Medizinprodukts als hinreichend belegt anzusehen ist", und wenn nicht, ob „die Methode ... das Potenzial einer erforderlichen Behandlungsalternative bietet, oder ... als schädlich oder unwirksam anzusehen ist" (§ 137h Abs. 1 SGB V).

Im Krankenhaus gilt der Verbotsvorbehalt, d.h., solange der G-BA keine NUB negativ bewertet und damit als Leistung der gesetzlichen Krankenkassen ausgeschlossen hat, dürfen Krankenhäuser neue Verfahren und Techniken einsetzen, vorausgesetzt sie sind medizinisch induziert und notwendig (§ 137c Abs. 3 SGB V). Da deren Kosten zunächst noch nicht in die Kalkulation der DRG-Fallpauschalen und Zusatzentgelte eingeflossen sind, kann das Krankenhaus die Kostenübernahme einer NUB gesondert beim Institut für Entgeltsysteme im Krankenhaus beantragen (§ 6 Abs. 2 KHEntgG).

Das Krankenhaus muss „dem Gemeinsamen Bundesausschuss zugleich Informationen über den Stand der wissenschaftlichen Erkenntnisse zu dieser Methode sowie zu der Anwendung des Medizinprodukts zu übermitteln" (§ 137h Abs. 1 SGB V). Der G-BA beauftragt wiederum das IQWiG, die Eignung des Produktes aus wissenschaftlicher Sicht zu prüfen und gegebenenfalls weitere Literatur hinzuzuziehen.

Für den ambulanten Sektor gilt der Erlaubnisvorbehalt. In der vertragsärztlichen Regelversorgung sind nur die Leistungen erlaubt und abrechenbar, die im Einheitlichen Bewertungsmaßstab, kurz EBM[26], abgebildet

---

[25] Antragsberechtigt sind die Selbstverwaltungsorgane der Vertragsärzte, Krankenhäuser und Versicherten sowie die Patientenorganisationen und unparteiische Mitglieder des G-BA.
[26] In der Zahnmedizin gilt der Einheitliche Bewertungsmaßstab für zahnärztliche Leistungen, kurz BEMA.

sind. Solange der G-BA über eine NUB keine positive Entscheidung getroffen hat, dürfen die neuen Methoden und Verfahren nicht eingesetzt werden.

Die Empfehlungen, die der G-BA im Vorfeld abgeben muss, beziehen sich auf „die Anerkennung des diagnostischen und therapeutischen Nutzens der neuen Methode sowie deren medizinische Notwendigkeit und Wirtschaftlichkeit ... [auch im Vergleich zur bisherigen Standardtherapie], die notwendige Qualifikation der Ärzte, die apparativen Anforderungen sowie Anforderungen an Maßnahmen der Qualitätssicherung ... und die erforderlichen Aufzeichnungen über die ärztliche Behandlung" (§ 135 Abs. 1 SGB V).

Allerdings ist es möglich, dass NUB über besondere Versorgungsverträge (§ 140a Abs. 2 SGB V) und Modellvorhaben (§§ 63ff SGB V) bereits im Vorfeld für die Versicherten einzelner Krankenkassen in einzelnen Regionen eingesetzt werden können – vorausgesetzt, die behandelnden Ärzte beteiligen sich an diesem Vertrag oder Projekt und die Patienten willigen ein.

Medizinische Apps auf Rezept

Hohe Aufmerksamkeit erfahren digitale Anwendungen in der medizinischen Versorgung. Seit 2020 dürfen Ärzte medizinische Apps als Regelleistungen im GKV-System verordnen, sofern diese als Medizinprodukt einer niedrigen Risikostufe – ähnlich wie wiederverwendbare chirurgische Instrumente und Zahnkronen – klassifiziert sind, ein Konformitätsbewertungsverfahren durchlaufen haben und ein Nutzen für die Versorgung nachgewiesen werden konnte.

Ob eine App den Anforderungen an Sicherheit, Funktionstauglichkeit, Qualität, Datenschutz und Datensicherheit und dem Stand der Technik entspricht, prüft das Bundesinstitut für Arzneimittel und Medizinprodukte, kurz BfArM, auf Antrag des Herstellers. Ist das Ergebnis positiv, listet das Institut das Produkt in einer offiziellen Liste der verordnungsfähigen Apps, auf deren Basis Ärztinnen und Ärzte das Rezept ausstellen können.

86

Sprechende Medizin

Ob eine Krankheit erfolgreich behandelt werden kann, wird auch durch die Qualität der Arzt-Patienten-Beziehung beeinflusst. Gelingt es dem Arzt bzw. der Ärztin, Vertrauen aufzubauen, sich verständlich auszudrücken und Therapieempfehlungen und Alternativen so zu formulieren, dass deren Nutzen und Risiken von den Patienten nachvollzogen werden können?

Dass die hausärztliche Betreuung „eines Patienten in Diagnostik und Therapie bei Kenntnis seines häuslichen und familiären Umfelds" erfolgen soll und koordinierende Leistungen sowie „die Einleitung oder Durchführung präventiver und rehabilitativer Maßnahmen sowie die Integration nichtärztlicher Hilfen und flankierender Dienste in die Behandlungsmaßnahmen" beinhaltet, ist gesetzlich festgeschrieben (§ 73 Abs. 1 SGB V).

Inwieweit dem in der ärztlichen Sprechstunde tatsächlich stattgegeben wird, ist weniger eine Frage neuer Erkenntnisse aus der Forschung als vielmehr der Vergütung, d.h., wie die Kommunikation im Einheitlichen Bewertungsmaßstab abgebildet ist. Daher sind bei den Versichertenpauschalen in der hausärztlichen Versorgung Zuschläge vorgesehen (§ 87 Abs. 2b SGB V). Ebenso sollen in der fachärztlichen Versorgung die „Besonderheiten kooperativer Versorgungsformen als Grund- und Zusatzpauschalen abgebildet werden" (§ 87 Abs. 2c SGB V).

Kooperative Versorgung

Per Gesetz sind die Koordination und psychosozialen Aspekte der Versorgung gestärkt worden, um neuen Bedarfen Rechnung zu tragen. Zum Beispiel haben „Versicherte, die wegen schwerer psychischer Erkrankung nicht in der Lage sind, ärztliche oder ärztlich verordnete Leistungen selbständig in Anspruch zu nehmen, ... Anspruch auf Soziotherapie, wenn dadurch

Krankenhausbehandlung vermieden oder verkürzt wird oder wenn diese geboten, aber nicht ausführbar ist" (§ 37a Abs. 1 SGB V). Zudem darf ein Krankenhaus eine „stationsäquivalente psychiatrische Behandlung" anbieten, d.h. einen psychisch erkrankten Patienten im häuslichen Umfeld behandeln (§ 115d SGB V).

Pflegebedürftige in stationären Einrichtungen haben „Anspruch auf zusätzliche Betreuung und Aktivierung, die über die nach Art und Schwere der Pflegebedürftigkeit notwendige Versorgung hinausgeht" (§ 43b SGB XI). Ebenso gibt es im ambulanten Bereich Angebote, die Pflegebedürftigen helfen, „möglichst lange in ihrer häuslichen Umgebung zu bleiben, soziale Kontakte aufrechtzuerhalten und ihren Alltag weiterhin möglichst selbständig bewältigen zu können" (§ 45a Abs. 1 SGB XI).

Ferner verpflichtet der Gesetzgeber Ärzte und Pflegeheime zur Kooperation (§ 119b SGB V), wodurch die medizinische Grundversorgung der Bewohner gesichert werden soll.

Letztlich prägt die Aufforderung zur Kooperation alle Versorgungsformen, die über die Regelversorgung hinausgehen oder diese weiterentwickelt haben, zum Beispiel Disease Managementprogramme bei chronischen Erkrankungen (§ 137f SGB V), die hausarztzentrierte Versorgung (§ 73b SGB V), besondere Versorgungsverträge, die einen sektorenübergreifenden oder einen fachübergreifenden interdisziplinären Ansatz verfolgen (§ 140a SGB V) und die ambulante spezialfachärztliche Versorgung für schwer erkrankte Patienten (§ 116b SGB V). Darüber hinaus schlägt sich der Kooperationsgedanke in den Terminservice-Stellen (§ 75 SGB V) und der Notfallversorgung nieder.

Zugleich ist der rechtliche Rahmen für kooperative Unternehmensformen in der vertragsärztlichen Versorgung ausgeweitet worden. Zu nennen sind die Berufsausübungsgemeinschaften als Zusammenschluss nach dem Berufsrecht und die Partnerschaftsgesellschaft als Unternehmensrechtsform für freie Berufe, ergänzend zur Gesellschaft bürgerlichen Rechts. Als strukturelles Angebot kommen Medizinische Versorgungszentren (§ 95 Abs. 1 SGB V) hinzu, die wie Gemeinschaftspraxen eine Berufsausübungsgemeinschaft darstellen. Des Weiteren sind Praxisnetze – mit Anerkennung durch eine Kassenärztliche Vereinigung – möglich, um die punktuelle Zusammenarbeit niedergelassener Ärzte in einer Region verbindlich zu regeln.

Für den Krankenhaussektor seien noch die Fusionen erwähnt, soweit diese mit dem Kartellrecht in Einklang stehen, Austausch und Synergien innerhalb von Krankenhausketten und Verbünden sowie der Trend zu medizinischen Zentren einerseits und einer abgestuften und koordinativ abgestimmten dezentralen Versorgungsstruktur andererseits.

Digitale Infrastruktur

Um die Qualität und Wirtschaftlichkeit der Versorgung zu verbessern, wird die elektronische Kommunikation zwischen Leistungserbringern, Krankenkassen und Versicherten bekräftigt (§ 67 SGB V) und eine eigene Telematik-Infrastruktur auf- und ausgebaut (§ 291a SGB V). Hierdurch werden sich die Möglichkeiten und Angebote der Regelversorgung erweitern. Kenntnisse und Erfahrungen mit digitalen Kommunikationsinstrumenten liegen vor.

Erprobt sind zum Beispiel elektronische Fallakten, über die zeitlich begrenzt für einen Behandlungsfall der Datenaustausch zwischen den Einrichtungen erfolgt. Ferner gibt es Telekonsile für den fachlichen Austausch, elektronische Arztbriefe, digitale Unterstützung bei Rettungseinsätzen in Echtzeit sowie den elektronischen Medikationsplan, das elektronische Rezept, Televisiten, Videosprechstunde und das Telemonitoring, wodurch Patientinnen und Patienten aus der Ferne zu Hause betreut werden können.

Welche Anwendungen technisch funktional, kompatibel und sicher sind und über die Telematik-Infrastruktur zur Anwendung kommen dürfen, prüft die gematik, eine Gesellschaft mit beschränkter Haftung für Telematik-Anwendungen in der Gesundheitsversorgung. Seit Mai 2019 hält das Bundesministerium für Gesundheit 51 Prozent der Geschäftsanteile. Weitere

Gesellschafter sind der GKV-Spitzenverband für die Kostenträger, die Bundesvereinigungen der Vertragsärzte und Vertragszahnärzte, die Deutsche Krankenhausgesellschaft sowie der Apothekerverband, die Ärzte- und Zahnärztekammern auf Bundesebene und seit 2020 der Verband der privaten Krankenversicherung.

Eine Schlüsselstellung beim Datenaustausch über die Telematik-Infrastruktur kommt der elektronischen Gesundheitskarte der GKV-Versicherten zu. Zu den Anwendungen, die künftig über die Gesundheitskarte abgewickelt werden sollen, gehört die elektronische Patientenakte, deren Nutzung die Patienten ab 2021 – so sieht es der Gesetzgeber vor – bei ihrer Krankenkasse beantragen können.

Da der Markt für digitale Produkte jedoch dynamisch verläuft, sind bereits unabhängig von der Telematik-Infrastruktur digitale Verfahren im Einsatz, auf die sich die Vertragsärzte und Krankenhäuser geeinigt haben und für die sie entweder interne Regelungen getroffen oder Verträge mit den Krankenkassen geschlossen haben.

Teils ist der Projektstatus überwunden. So sind Tumorkonferenzen etabliert. Ferner können Krankenhäuser geltend machen, wenn sie telemedizinisch gestützte Verfahren bei einer komplexen Schlaganfallbehandlung einsetzen. Ebenso sieht der Gesetzgeber vor, dass ambulant erbrachte telemedizinische Anwendungen wie Videosprechstunden im Einheitlichen Bewertungsmaßstab zu berücksichtigen sind (§ 87 Abs. 2a SGB V).

In puncto Digitalisierung gelten Patienten inzwischen als treibende Kraft, denn immer häufiger setzen sie mobile Endgeräte ein, um ihre Gesundheitsdaten aufzuzeichnen und bei Bedarf in die Diagnostik und Behandlung einbringen zu können. Die Dienste schlagen sich nicht unmittelbar im GKV-Leistungskatalog nieder, doch setzen sie Impulse für ein selbstbestimmtes Verhalten und eine vernetzte Versorgung der Zukunft.

Internetseiten

Prävention

baua.de	Bundesanstalt für Arbeitsschutz und Arbeitsmedizin
bmel.de	Ernährung und Lebensmittel
bvl.bund.de	Verbraucherschutz und Lebensmittelsicherheit
bzga.de	Bundeszentrale für gesundheitliche Aufklärung
dnbgf.de	Deutsches Netzwerk für betriebliche Gesundheitsförderung
dosb.de	Sport und Gesundheit
euro.who.int	Ottawa-Charta zur Gesundheitsförderung
gkv-spitzenverband.de	Leitfaden Prävention
humanweb.pei.de	Online-Meldung unerwünschter Arzneimittelwirkungen [für Ärzte]
nebenwirkungen.pei.de	Online-Meldung von Arzneimittel-Nebenwirkungen [für Patienten]
npk-info.de	Nationale Präventionskonferenz
zentrale-pruefstelle-praevention.de	Zertifizierungsstelle für Präventionskurse
[Internetsuchbegriff]	„Haus der Arbeitsfähigkeit" J. Ilmarinen
[Literatur]	Antonovsky, Aaron 1997: Salutogenese. Zur Entmystifizierung der Gesundheit, Tübingen [Originalausgabe 1987]

Gesundheitsversorgung

116117 [Rufnummer]	Servicestelle für Terminvergabe und den ärztlichen Bereitschaftsdienst
dimdi.de	Informationsportal zu Medizinprodukten und Arzneimitteln
g-ba-qualitaetsberichte.de	Qualitätsberichte der Krankenhäuser (Referenz der maschinenlesbaren Form)
gesundheitsinformation.de	Portal für Krankheitsinformation
patienten-information.de	Service für Patienten
perinatalzentren.org	Portal zur Versorgung Frühgeborener
pharmanet-bund.de	Portal für Arzneimittelinformation
qualitaetskliniken.de	Portal der Krankenhäuser
weisse-liste.de	Portal für die Arzt- und Krankenhaussuche

Pflege, Selbsthilfe und Betreuung

bmjv.de	Broschüren über „Betreuungsrecht" und „Patientenverfügung"
compass-pflegeberatung.de	Wegweiser der privaten Pflegeversicherung
dnqp.de	Deutsches Netzwerk für Qualitätsentwicklung in der Pflege, Expertenstandards
nakos.de	Nationale Kontakt- und Informationsstelle für Selbsthilfegruppen
pflegelotse.de	Wegweiser der sozialen Pflegeversicherung
vorsorgeregister.de	Zentrales Vorsorgeregister

Selbstverwaltung

bar-frankfurt.de	Bundesarbeitsgemeinschaft Rehabilitation
bundesaerztekammer.de	Bundesärztekammer
bundespflegekammer.de	Pflegekammerkonferenz
bptk.de	Bundespsychotherapeutenkammer
bzaek.de	Bundeszahnärztekammer
deutscher-pflegerat.de	Deutscher Pflegerat
dkg-ev.de	Deutsche Krankenhausgesellschaft
g-ba.de	Gemeinsamer Bundesausschuss
gkv-spitzenverband.de	Spitzenverband Bund der Krankenkassen
kbv.de	Kassenärztliche Bundesvereinigung
kzbv.de	Kassenzahnärztliche Bundesvereinigung

Forschung

awmf.de	Portal für Behandlungsleitlinien
drks.de	Deutsches Register Klinischer Studien
gbe-bund.de	Gesundheitsberichterstattung des Bundes
igel-monitor.de	Bewertung des Nutzens und Schadens individueller Gesundheitsleistungen
krebsdaten.de	Zentrum für Krebsregisterdaten
m-nc.de	Evaluationsberichte der Disease Managementprogramme
rki.de	anwendungs- und maßnahmenorientierte biomedizinische Forschung

Bundes- und Landesgesetze

Jahr der Verabschiedung ausgewählter Bundesgesetze

2013	Patientenrechte-Gesetz
2014	GKV-Finanzstruktur- und Qualitätsweiterentwicklungs-Gesetz
2014, 2015	Erstes und Zweites Pflegestärkungsgesetz
2015	Hospiz- und Palliativgesetz
2015	GKV-Versorgungsstärkungsgesetz
2015	Krankenhausstrukturgesetz
2015	E-Health-Gesetz
2015	Präventions-Gesetz
2016	Drittes Pflegestärkungsgesetz
2016	Bundesteilhabe-Gesetz
2017	Pflegeberufe-Reform-Gesetz
2017	GKV-Arzneimittelstärkungsgesetz
2019	MDK-Reformgesetz
2019	Terminservice- und Versorgungsgesetz
2019	Digitale-Versorgung-Gesetz
2019	Sicherheits-Arzneimittelversorgungs-Gesetz
2020	Fairer-Kassenwettbewerb-Gesetz
2020	*Patientendatenschutz-Gesetz (Kabinettsbeschluss)*
In Arbeit	*Reform der Notfallversorgung*

Auswahl an Gesetzgebung auf Landesebene

- Gesetze für den öffentlichen Gesundheitsdienst

- Gesetze für den Rettungsdienst

- Gesetze über Hilfen und Schutz für psychisch Kranke

- Heimgesetze

- Krankenhausgesetze

- Pflege-, Wohn- und Teilhabegesetze

Paragrafen-Verzeichnis

Sozialgesetze

SGB II - Grundsicherung für Arbeitssuchende

SGB III - Arbeitsförderung

SGB IV - Gemeinsame Vorschriften für die Sozialversicherung

SGB V - Gesetzliche Krankenversicherung

SGB VI - Gesetzliche Rentenversicherung

SGB VII - Gesetzliche Unfallversicherung

SGB IX - Rehabilitation und Teilhabe von Menschen mit Behinderung

SGB XI - Soziale Pflegeversicherung

Abkürzungen

AMG	Arzneimittelgesetz
AWMF	Arbeitsgemeinschaft der Wissenschaftlichen Medizinischen Fachgesellschaften
ArbSchG	Arbeitsschutzgesetz
BAR	Bundesarbeitsgemeinschaft für Rehabilitation
BAS	Bundesamt für Soziale Sicherung
BAuA	Bundesanstalt für Arbeitsschutz und Arbeitsmedizin
BEMA	Bewertungsmaßstab für zahnmedizinische Leistungen
BGB	Bürgerliches Gesetzbuch
BMG	Bundesministerium für Gesundheit
BMAS	Bundesministerium für Arbeit und Soziales
BPflV	Bundespflegesatzverordnung
BZgA	Bundeszentrale für gesundheitliche Aufklärung
EMA	European Medicines Agency (Europäische Arzneimittelagentur)
DIMDI	Deutsches Institut für Medizinische Dokumentation und Information
DKG	Deutsche Krankenhausgesellschaft
DMP	Disease Management Programm
DRG	Diagnosis Related Groups
EBM	Einheitlicher Bewertungsmaßstab
EntgFG	Entgeltfortzahlungsgesetz

G-BA	Gemeinsamer Bundesausschuss
GBE	Gesundheitsberichterstattung
GCP	Good Clinical Practice
GG	Grundgesetz
GKV	Gesetzliche Krankenversicherung
GOÄ	Gebührenordnung für Ärzte
GOP	Gebührenordnungsposition
IfSG	Infektionsschutzgesetz
IGeL	Individuelle Gesundheitsleistung
InEK	Institut für das Entgeltsystem im Krankenhaus
IQTIG	Institut für Qualitätssicherung und Transparenz im Gesundheitswesen
IQWiG	Institut für Qualität und Wirtschaftlichkeit im Gesundheitswesen
JArbSch	Jugendarbeitsschutzgesetz
KBV	Kassenärztliche Bundesvereinigung
KHEntG	Krankenhausentgeltgesetz
KHG	Krankenhausfinanzierungsgesetz
KV	Kassenärztliche Vereinigung
KZBV	Kassenzahnärztliche Bundesvereinigung
MBO	Musterberufsordnung
MDR	Medical Device Regulation (Medizinprodukteverordnung)
MPG	Medizinproduktegesetz
Morbi-RSA	morbiditäts(krankheits-)orientierter Risikostrukturausgleich

MVZ	Medizinisches Versorgungszentrum
NUB	Neue Untersuchungs- und Behandlungsmethoden
ÖGD	Öffentlicher Gesundheitsdienst
PEI	Paul Ehrlich-Institut
PEPP	Pauschalierendes Entgeltsystem für psychiatrische und psychosomatische Einrichtungen
PKV	Private Krankenversicherung
RKI	Robert Koch-Institut
SGB	Sozialgesetzbuch

	SGB II	Grundsicherung für Arbeitssuchende
	SGB III	Arbeitsförderungsgesetz
	SGB IV	Gemeinsame Vorschriften
	SGB V	Gesetzliche Krankenversicherung
	SGB VI	Gesetzliche Rentenversicherung
	SGB VII	Gesetzliche Unfallversicherung
	SGB VIII	Jugendhilfe
	SGB IX	Rehabilitation und Teilhabe von Menschen mit Behinderungen
	SGB XI	Soziale Pflegeversicherung
	SGB XII	Sozialhilfe

TierSchG	Tierschutzgesetz
VVG	Versicherungsvertragsgesetz
WHO	World Health Organization (Weltgesundheitsorganisation)
ZLG	Zentralstelle der Länder für Gesundheitsschutz bei Arzneimitteln und Medizinprodukten